中国牙病防治基金会 组织编写
宁波市健康口腔医学研究院

常见口腔黏膜病诊治图解

主编 华 红 周 刚

编者（按姓氏笔画排序）

王 芳	武汉大学口腔医院	李春蕾	北京大学口腔医院
牛光良	北京中西医结合医院	何明靖	武汉大学口腔医院
卢 锐	武汉大学口腔医院	陈潇婕	武汉大学口腔医院
华 红	北京大学口腔医院	周 刚	武汉大学口腔医院
刘 洋	北京大学口腔医院	周培茹	北京大学口腔医院
杜格非	武汉大学口腔医院	郑利光	北京大学口腔医院
李 多	宁波市健康口腔医学研究院	谭雅芹	武汉大学口腔医院

编写秘书 周培茹

人民卫生出版社
·北京·

图书在版编目（CIP）数据

常见口腔黏膜病诊治图解 / 华红，周刚主编 . —北京：人民卫生出版社，2021.7

ISBN 978-7-117-31733-7

Ⅰ. ①常… Ⅱ. ①华…②周… Ⅲ. ①口腔粘膜疾病 – 诊疗 – 图解 Ⅳ.① R781.5-64

中国版本图书馆 CIP 数据核字（2021）第 110100 号

人卫智网	www.ipmph.com	医学教育、学术、考试、健康，购书智慧智能综合服务平台
人卫官网	www.pmph.com	人卫官方资讯发布平台

常见口腔黏膜病诊治图解

Changjian Kouqiang Nianmobing Zhenzhi Tujie

主　　编：华　红　周　刚
出版发行：人民卫生出版社（中继线 010-59780011）
地　　址：北京市朝阳区潘家园南里 19 号
邮　　编：100021
E - mail：pmph @ pmph.com
购书热线：010-59787592　010-59787584　010-65264830
印　　刷：北京华联印刷有限公司
经　　销：新华书店
开　　本：710×1000　1/16　印张：7
字　　数：107 千字
版　　次：2021 年 7 月第 1 版
印　　次：2021 年 8 月第 1 次印刷
标准书号：ISBN 978-7-117-31733-7
定　　价：69.00 元

打击盗版举报电话：010-59787491　E-mail: WQ @ pmph.com
质量问题联系电话：010-59787234　E-mail: zhiliang @ pmph.com

序

　　口腔黏膜病是发生在口腔黏膜组织的类型各异、种类众多的疾病的总称。口腔黏膜病学是研究口腔黏膜病基础理论与临床诊治的学科,是口腔医学的重要组成部分。

　　随着经济快速发展,人们工作强度及精神压力增加,生活、饮食习惯改变,人口老龄化等原因,口腔黏膜病的患病率呈明显上升趋势,部分口腔黏膜病易发生癌变,给人民的身心健康带来了极大威胁。然而,由于各种因素的影响,国内口腔黏膜病学发展极不平衡,目前仅有几所医院有独立建制的口腔黏膜科。口腔黏膜病学的发展规模、人才培养等与其他口腔专业相比受到了较大限制,从而造成了口腔黏膜病患者看病难的问题日益凸显,不能满足广大患者的就诊需求。

　　为了帮助基层口腔医务工作者能规范掌握常见口腔黏膜病的临床特点、诊治原则,尽快提高国内常见口腔黏膜病的诊治水平,受中国牙病防治基金会委托,我们特地组织了北京大学口腔医院及武汉大学口腔医院口腔黏膜科的临床骨干医师编写了《常见口腔黏膜病诊治图解》。本书通过典型临床照片,结合简洁的文字叙述,以图文并茂的形式对常见口腔黏膜病的临床规律性特点与诊治原则进行了高度概括,力求重点突出、点面结合、层次分明。

　　本书由中国牙病防治基金会、宁波市健康口腔医学研究院组织编写。本书的设计、编写及审校得到中国牙病防治基金会王渤老师全程大力支持与指导。在编写过程中得到周曾同教授、孙正教授、林梅教授、王义梅教授及关晓兵教授的指导和帮助。在此一并表示衷心的感谢!本书既是中国牙病防治基金会为基层口腔医务工作者培训而编制的教材,又可作为广大口腔医务人员口腔黏膜病临床诊疗思路的参考用书。

华红　周刚

2021 年 5 月

3

目　录

第一章　疾　病　篇

第一节　口腔黏膜溃疡类疾病 ·· 3

一、复发性阿弗他溃疡 ·· 3

二、白塞病 ·· 6

三、创伤性血疱和创伤性溃疡 ·· 9

第二节　口腔黏膜感染性疾病 ·· 16

一、单纯疱疹 ·· 16

二、带状疱疹 ·· 18

三、手 - 足 - 口病 ·· 20

四、口腔念珠菌病 ·· 23

第三节　口腔黏膜斑纹类疾病 ·· 30

一、口腔扁平苔藓 ·· 30

二、口腔白斑病 ·· 35

三、口腔白角化症 ·· 38

四、盘状红斑狼疮 ·· 39

五、口腔黏膜下纤维性变 ·· 41

第四节　唇部疾病 ·· 44

一、慢性唇炎 ·· 44

二、光化性唇炎 ……………………………………………………… 45

三、肉芽肿性唇炎 …………………………………………………… 47

四、口角炎 …………………………………………………………… 49

五、接触性过敏性唇炎 ……………………………………………… 50

第五节 舌部疾病 ……………………………………………………… 52

一、地图舌 …………………………………………………………… 52

二、沟纹舌 …………………………………………………………… 53

三、毛舌 ……………………………………………………………… 54

四、萎缩性舌炎 ……………………………………………………… 55

五、正中菱形舌炎 …………………………………………………… 57

六、灼口综合征 ……………………………………………………… 58

第六节 口腔黏膜变态反应性疾病 ………………………………… 60

一、药物过敏性口炎 ………………………………………………… 60

二、血管性水肿 ……………………………………………………… 64

三、多形红斑 ………………………………………………………… 66

第七节 性传播疾病的口腔表征 …………………………………… 72

一、梅毒 ……………………………………………………………… 72

二、尖锐湿疣 ………………………………………………………… 74

三、艾滋病 …………………………………………………………… 76

第二章 治疗技术篇

一、局部湿敷 ………………………………………………………… 81

二、口腔黏膜下注射 ………………………………………………… 81

三、激光治疗 ………………………………………………………… 84

第三章 常用药物篇

第一节 全身用药 ························· 91

一、抗真菌药 ························· 91

二、糖皮质激素 ······················ 92

三、免疫调节药 ······················ 94

四、维生素 ························· 96

五、中成药 ························· 98

第二节 局部用药 ························ 100

一、含漱剂、涂剂 ····················· 100

二、软膏剂、乳膏剂、凝胶剂 ················· 103

三、口含片 ························ 105

四、膜剂 ························· 106

第一章

疾 病 篇

第一节
口腔黏膜溃疡类疾病

一、复发性阿弗他溃疡

(一) 临床特征

1. 轻型复发性阿弗他溃疡

(1) 本病具有周期性、复发性、自限性,发作频率不一。

(2) 溃疡特征"黄、红、凹、痛"。溃疡表面覆盖黄白色假膜,周围黏膜红肿,凹陷(图 1-1-1)。溃疡发作时有轻至重度疼痛。

(3) 溃疡多发生在非角化黏膜。

(4) 溃疡个数通常为 1~5 个,散在分布。溃疡直径 <10mm。

(5) 溃疡持续 1~2 周。

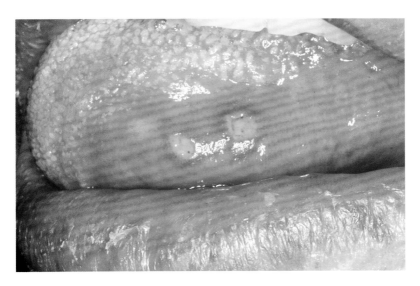

图 1-1-1 轻型复发性阿弗他溃疡

(武汉大学口腔医院供图)

（6）溃疡愈后不留瘢痕。

2. 重型复发性阿弗他溃疡

（1）具有口腔溃疡反复发作史。

（2）发作时常有剧烈疼痛。

（3）溃疡好发于软腭、腭舌弓、口角内侧等部位。

（4）溃疡大而深，直径通常 >10mm，似弹坑状，周围组织红肿微隆起，质地稍韧，表面覆有黄白色假膜（图 1-1-2）。

（5）溃疡持续时间长，可达 1~2 个月甚至更长。

（6）无明显全身症状。

（7）溃疡愈合后可留瘢痕。

3. 疱疹型复发性阿弗他溃疡

（1）具有口腔溃疡反复发作史。

（2）发作时常有剧烈疼痛。

（3）溃疡直径小，通常 1~5mm，表面覆盖黄白色假膜，周围黏膜红肿，表面凹陷。

（4）溃疡数目多，常为十几个甚至几十个，散在分布呈"满天星"（图 1-1-3）。

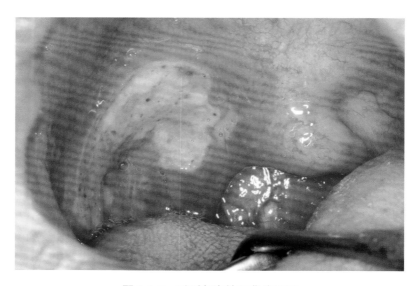

图 1-1-2　重型复发性阿弗他溃疡

（武汉大学口腔医院供图）

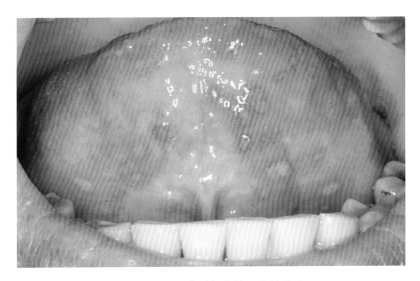

图 1-1-3　疱疹型复发性阿弗他溃疡

（武汉大学口腔医院供图）

（5）溃疡可持续 1~2 周。

（6）可伴有唾液分泌增多、低热乏力、局部区域淋巴结肿痛等症状。

（7）溃疡愈后不留瘢痕。

（二）诊断

1. 依据复发性、周期性、自限性的病史特点及"黄、红、凹、痛"的临床特征即可诊断。需排除全身系统性疾病引起的口腔溃疡。

2. 一般不需要特殊的实验室检查。

（三）鉴别诊断

1. 白塞病　该病是一种以口腔、眼、生殖器、皮肤病损为主要临床特征，以小血管炎症为病理基础的多器官自身免疫性疾病。口腔病损表现为反复发作的阿弗他溃疡，患者常伴有生殖器溃疡、眼部炎症、结节性红斑、痤疮样皮疹等病史，针刺反应阳性。

2. 手 - 足 - 口病　该病为肠道病毒感染引起的以手、足和口腔黏膜疱疹或溃疡为主要临床特征的传染病，儿童多见，偶见于成人。口腔疱疹极易破溃形成溃疡，上覆灰黄色假膜，周围黏膜充血，手掌、足底等部位皮肤可同时出现水疱、斑丘疹等损害。

3. 创伤性溃疡　该病由残根、残冠、不良修复体等机械刺激因素,或化学性灼伤、冷热刺激引起,溃疡深浅不一,形状、位置与创伤因素相对应,常引起不同程度的疼痛,去除刺激因素后可较快缓解或痊愈,需与重型复发性阿弗他溃疡鉴别。

4. 结核性溃疡　溃疡持续时间长,较深在,形状不规则,边缘呈鼠噬状、潜伏状,溃疡基底部有桑葚样肉芽肿,上覆较厚假膜。常伴有低热、盗汗、淋巴结肿大等全身症状。结核菌素试验阳性。

5. 癌性溃疡　癌性溃疡多见于鳞状细胞癌,溃疡持续时间长,迁延不愈,形状不规则,较深在,基底部可见菜花样或颗粒样增生,边缘隆起呈火山口状,触诊质硬,有浸润感,疼痛常不明显。

6. 疱疹性龈口炎　该病是由单纯疱疹病毒引起的原发性疾病,急性病程,患者常伴有发热、头痛、淋巴结肿大等前驱症状。口腔病损初期表现为成簇样水疱,可发生于口腔任何部位,水疱破溃后形成浅表溃疡,上覆假膜,融合成片。全口牙龈充血红肿,疼痛较明显,需与疱疹型复发性阿弗他溃疡鉴别。

(四)治疗原则

1. 积极找寻相关诱因,如情绪、精神压力、作息、饮食、营养缺乏、创伤等,并加以干预。

2. 复发频率较低者,局部对症治疗,可采用消毒防腐、抗炎、止痛、促愈合药物缓解疼痛症状,促进溃疡愈合。对经久不愈、疼痛明显的重型溃疡,可使用糖皮质激素制剂行黏膜下注射。

3. 复发频率较高者或病情较重者,在局部治疗的基础上,可辅以全身免疫调节治疗,促进溃疡愈合,减少溃疡复发频率。

二、白塞病

(一)临床特征

1. 反复发作的口腔溃疡,具有自限性,临床特征同复发性阿弗他溃疡(图1-1-4)。

2. 反复发作的生殖器溃疡,具有自限性,溃疡形态与口腔溃疡相似(图1-1-5)。

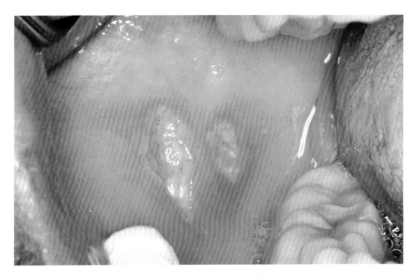

图 1-1-4 白塞病的口腔阿弗他溃疡

（武汉大学口腔医院供图）

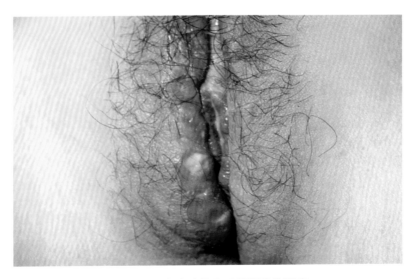

图 1-1-5 白塞病的生殖器阿弗他溃疡

（武汉大学口腔医院供图）

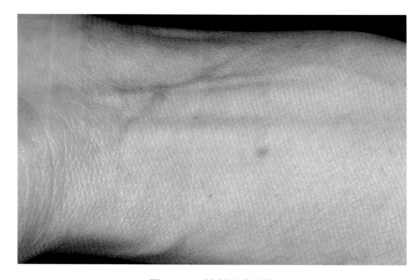

图 1-1-6　针刺反应阳性

（武汉大学口腔医院供图）

3. 眼部病变：虹膜睫状体炎、结膜炎、角膜炎、脉络膜炎等。

4. 皮肤病变：结节性红斑、毛囊炎。针刺反应阳性（图 1-1-6）。

（二）诊断

白塞病最新的国际诊断标准如表 1-1-1：

表 1-1-1　白塞病 2013 年国际诊断标准计分系统

临床特征	计分	临床特征	计分
眼部病变	2	神经系统表现	1
生殖器阿弗他溃疡	2	血管表现	1
口腔阿弗他溃疡	2	针刺反应阳性	1
皮肤病变	1		

注：总分≥4 即诊断为白塞病。

（三）鉴别诊断

1. 复发性阿弗他溃疡　该病为周期性反复发作的口腔黏膜溃疡，溃疡表面凹陷，上覆黄白色假膜，周围黏膜充血，疼痛明显，可自愈，与白塞病的口腔表现相同，但无生殖器、眼部、皮肤等其他器官的损害。

2. 多形红斑 该病为黏膜皮肤的一种急性渗出性炎性疾病,发病急促,具有自限性和复发性。皮肤和黏膜病损可同时发病,或单独发生。黏膜病损常累及口腔、眼、外阴等部位,易与白塞病混淆。病损表现多样,如红斑、丘疹、疱疹、糜烂等,但一般无阿弗他溃疡的表现。皮损可见特征性的靶形红斑。

（四）治疗原则

1. 局部对症治疗,可采用消毒防腐、抗炎、止痛、促愈合的药物缓解疼痛,促进溃疡愈合。

2. 及时将患者转至风湿免疫科进行全身治疗。

三、创伤性血疱和创伤性溃疡

（一）临床特征

1. 急性创伤性血疱

（1）有进硬食、烫食或咬颊、咬舌创伤史。

（2）病程急,多在 1 周以内。

（3）血疱多见于软腭、硬软腭交界处,也可见于颊舌等部位。

（4）血疱期疼痛不明显,有异物感。

（5）血疱发生后可迅速扩大,直径可达 1~3cm。血疱呈紫黑色,疱壁薄,易破裂（图 1-1-7）。

（6）血疱破溃后形成浅表溃疡,创面新鲜,覆盖少量假膜,周围黏膜充血,有时可见残余疱壁（图 1-1-8）。

（7）溃疡疼痛明显,影响进食及吞咽。

2. 压疮性溃疡

（1）多见于老年人。

（2）病程相对较长,数周至数月。

（3）溃疡周围可见残根残冠、不良修复体等刺激物,溃疡位置、大小、深浅与刺激物形态相吻合。

（4）溃疡边界清晰,周围黏膜角化发白,质地较韧（图 1-1-9）。

（5）疼痛轻重不一。

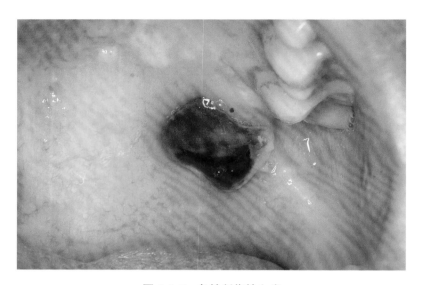

图 1-1-7　急性创伤性血疱

（武汉大学口腔医院供图）

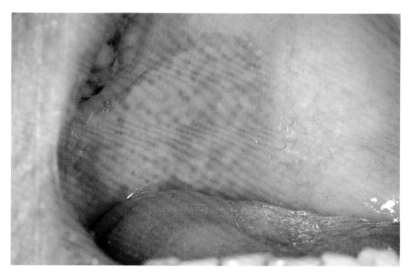

图 1-1-8　创伤性血疱破溃后形成的溃疡

（武汉大学口腔医院供图）

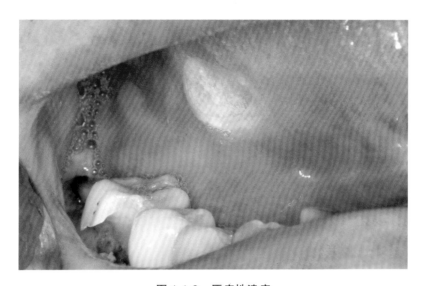

图 1-1-9　压疮性溃疡

（武汉大学口腔医院供图）

3. Bednar 溃疡

（1）患儿有使用过硬的橡胶奶嘴或吮吸拇指的习惯。

（2）溃疡固定发生于硬腭中份或两侧,常对称分布(图 1-1-10)。

（3）溃疡边界清晰,周围黏膜角化发白,质地较韧。

（4）患儿哭闹不安,拒食。

4. Riga-Fede 溃疡

（1）溃疡位于低幼儿童舌腹前份及舌系带处,对应可见新萌出的下颌乳中切牙(图 1-1-11)。

（2）溃疡边界清晰,周围黏膜充血肿胀或角化发白,质地较韧。

（3）患儿哭闹不安,拒食。

5. 自伤性溃疡

（1）多见于儿童及青少年。

（2）患者有咬舌、咬颊或用异物捅刺口腔等不良习惯。

（3）溃疡位置与不良习惯有关。

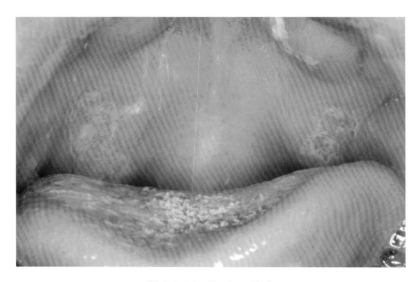

图 1-1-10　Bednar 溃疡

（武汉大学口腔医院供图）

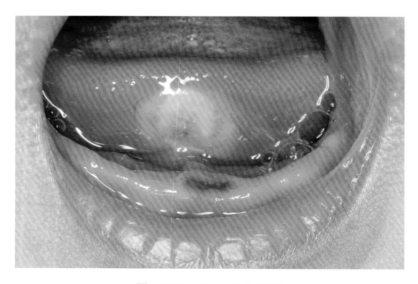

图 1-1-11　Riga-Fede 溃疡

（武汉大学口腔医院供图）

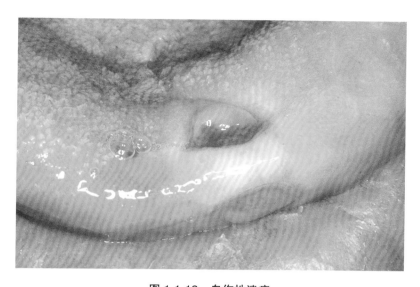

图 1-1-12　自伤性溃疡

（武汉大学口腔医院供图）

（4）溃疡边界清晰，周围黏膜角化发白、水肿，质地较韧（图 1-1-12）。

（5）疼痛程度不一，常有痒感。

6. 化学灼伤性溃疡

（1）因误服强酸强碱，牙痛口含白酒，口腔局部用药不当，口腔治疗时腐蚀性药物外漏等引起。

（2）溃疡位置与接触化学物质的部位对应。

（3）溃疡通常较表浅，周围黏膜水肿发白（图 1-1-13）。

（4）疼痛轻重程度不一。

7. 热灼伤性溃疡

（1）本病有热灼伤史。

（2）初始可见水疱，破溃后形成糜烂或浅表溃疡（图 1-1-14）。

（3）疼痛明显。

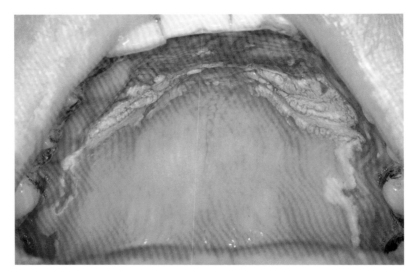

图 1-1-13　化学灼伤性溃疡（因牙痛口含白酒引起）

（武汉大学口腔医院供图）

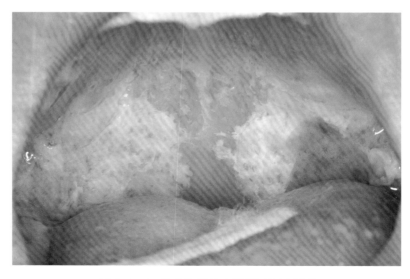

图 1-1-14　热灼伤性溃疡（误饮开水引起）

（武汉大学口腔医院供图）

（二）诊断

1. 具有明确的创伤史。

2. 溃疡位置、形态与创伤因素吻合。

3. 具有典型的血疱、溃疡形态。

4. 去除刺激因素后，溃疡较快好转或愈合。

（三）鉴别诊断

1. **血小板减少性紫癜** 血疱常为该病的早期表现，血疱广泛发生于口腔各部位，伴黏膜瘀斑、牙龈自发性出血等体征，常无确切的创伤因素。皮肤可见瘀点、瘀斑、紫癜，严重者可有鼻出血或脏器出血。实验室检查有血小板明显减少、凝血功能障碍等。

2. **重型复发性阿弗他溃疡** 病程具有反复性、周期性、自限性的特点，溃疡好发于软腭、舌、颊等非角化黏膜，直径常 >1cm，表面凹陷，上覆黄白色假膜，周围黏膜充血，疼痛明显，愈合后可遗留瘢痕，无确切的创伤因素。

3. **结核性溃疡** 溃疡持续时间长，较深在，形状不规则，边缘呈鼠噬状、潜伏状，溃疡基底部有桑葚样肉芽肿，上覆较厚假膜。常伴有低热、盗汗、淋巴结肿大等全身症状。结核菌素试验阳性。

4. **癌性溃疡** 多见于鳞状细胞癌，溃疡持续时间长，迁延不愈，形状不规则，较深在，基底部可见菜花样或颗粒样增生，边缘隆起呈火山口状，触诊质硬，有浸润感，疼痛常不明显，无创伤刺激因素。

（四）治疗原则

1. 尽快去除刺激因素，戒除不良习惯。

2. 局部消毒防腐、止痛、促愈合等对症治疗，慎用糖皮质激素。

3. 定期随访观察。

（卢　锐）

第二节
口腔黏膜感染性疾病

一、单纯疱疹

（一）临床特征

1. 原发性疱疹性龈口炎

（1）急性病程，6 岁以下儿童较多见，尤其是 6 个月 ~2 岁婴幼儿。

（2）患儿有明显前驱症状，如发热、头痛、疲乏不适。全身肌肉疼痛、下颌下及颈上淋巴结肿大，婴幼儿拒食、烦躁不安等。

（3）口内任何部位黏膜均可发生，以牙龈、上腭等角化黏膜好发。

（4）病损特征为在片状充血黏膜表面出现丛集成簇的针头至米粒大小的透明小水疱，疱薄易破，破后融合成较大糜烂或溃疡面，表面覆有假膜，疼痛明显（图 1-2-1）。

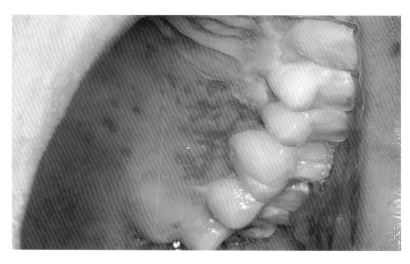

图 1-2-1　原发性疱疹性龈口炎

（北京大学口腔医院供图）

（5）患儿全口牙龈充血红肿，呈紫红色，轻触时易出血。

（6）病程有自限性，7~14 天痊愈。

2. 复发性疱疹性口炎

（1）分为唇疱疹及口内疱疹，以前者多见。

（2）成人儿童均可发病，好发于口角、唇红缘等皮肤与黏膜交界处及鼻周。

（3）唇疱疹的典型损害为充血发红的皮肤黏膜上出现直径 2~3mm 成簇小水疱，疱壁薄、清亮，成簇分布，破溃后成黄褐色结痂，若伴有感染则为灰黄色脓疱，愈后局部可遗留暂时性色素沉着（图 1-2-2）。

（4）损害范围局限，可有灼痛感及瘙痒感，全身症状轻微。

（5）本病具有自限性，病程 7~14 天，愈后无瘢痕。

（6）本病遇诱因可复发。

（7）口内疱疹好发于表面角化并与下方骨膜紧密固定的黏膜上，如硬腭、牙龈及牙槽嵴黏膜，表现为成簇的小水疱或小溃疡。

（二）诊断

1. 急性病程，多见于婴幼儿，成人多为复发。

2. 有明显前驱症状，同时伴一定程度的全身反应。

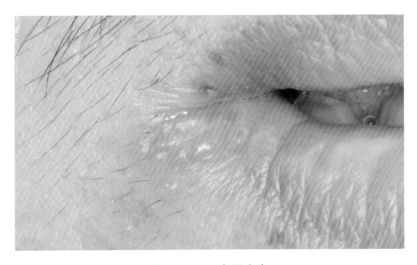

图 1-2-2　口角区疱疹

（北京大学口腔医院供图）

3. 疱疹可见于口腔黏膜的任何部位,以牙龈、上腭、口周皮肤黏膜交界处多见。

4. 表现为丛集成簇的米粒大小的透明水疱,易破,破后成表浅糜烂或溃疡面,灼痛明显。

(三)鉴别诊断

1. 疱疹型复发性阿弗他溃疡　多见于成人,儿童少见,为散在分布的单个小溃疡,病程反复,没有发疱的过程。损害仅限于口腔的非角化黏膜,不累及皮肤。

2. 三叉神经带状疱疹　三叉神经带状疱疹是由水痘 - 带状疱疹病毒引起的面部皮肤及口腔黏膜的病损,可发生于任何年龄。带状疱疹的水疱较大,沿三叉神经的分支排列成带状,呈单侧性,不超过中线。疼痛剧烈,疱疹病损愈合后在一段时期内仍有后遗疼痛,愈后不再复发。

3. 疱疹性咽峡炎　疱疹性咽峡炎由柯萨奇病毒 A4 引起,表现为丛集成簇的小水疱,病损分布只限于软腭及咽周,牙龈不受损害。

4. 手 - 足 - 口病　该病同样多发于儿童,应与原发性疱疹性龈口炎相鉴别。手 - 足 - 口病由感染柯萨奇病毒 A16 和肠道病毒 71 引起。患者口腔中可出现小水疱,多呈散在分布,破溃后形成溃疡,皮肤病损表现为手掌、足底出现散在水疱、丘疹、斑疹。而原发性疱疹性龈口炎较少出现皮肤病损,偶尔在下腹部可出现疱疹。

(四)治疗原则

1. 治疗原则为抗病毒治疗、全身支持疗法、对症处理和防止继发感染。重症患者转相关科室住院治疗。

2. 治疗目的是缩短病程、减轻症状、促进愈合。

3. 急性疱疹性龈口炎的治疗包括全身治疗和局部治疗,复发性唇疱疹病情较轻,以局部治疗为主。

二、带状疱疹

(一)临床特征

1. 带状疱疹可发生于任何年龄,但以中老年较易罹患,而且发病年龄越晚,症状越重,持续时间越长。

2. 发病可有诱因,如受凉、疲劳、创伤、免疫功能低下等。

3. 前驱症状为微热、疲乏无力、食欲不振等。

4. 皮肤及黏膜基本损害为红斑基础上出现粟粒至绿豆大小成簇水疱,水疱较大,透明,沿三叉神经成带状排列,不越过中线,为单侧发生(图1-2-3)。

5. 累及三叉神经第一支可在额、眼角黏膜出现疱疹,累及第二支可在唇、腭、颞部、颧部、眶下皮肤出现病变,累及第三支可在舌、下唇、颊、颌部皮肤出现病变(图1-2-4)。此外,病毒可侵入膝状神经节出现外耳道或鼓膜疱疹,膝状神经节受累同时侵犯面神经的运动和感觉神经纤维时,表现为面瘫、耳痛及外耳道疱疹三联征,称为Ramsay-Hunt综合征。

6. 自觉症状明显,灼热、瘙痒、剧烈疼痛。可留有疹后神经痛,老年患者持续时间较长。

(二)诊断

损害沿三叉神经成带状分布,仅单侧皮肤黏膜受损,病损不越过中线,疼痛剧烈。

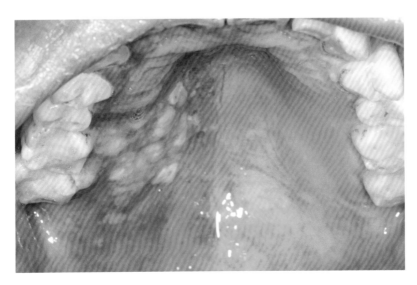

图1-2-3 带状疱疹(黏膜病损)

(北京大学口腔医院供图)

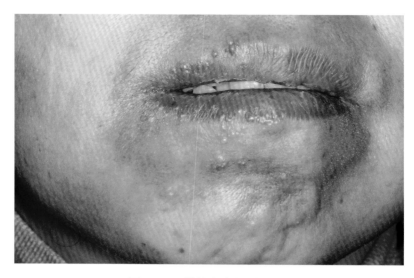

图 1-2-4 带状疱疹（皮肤病损）

（北京大学口腔医院供图）

（三）鉴别诊断

成人的带状疱疹需与复发性疱疹性口炎相鉴别。复发性疱疹性口炎好发于口角、唇红缘等皮肤与黏膜交界处及鼻周，也可发生于口内，无单侧发生的特点，水疱通常较小，表现为成簇的小水疱或小溃疡。疼痛较带状疱疹轻，可反复发生。

（四）治疗原则

1. 总的治疗原则为抗病毒治疗、全身支持疗法、对症处理和防止继发感染。重症患者转相关科室住院治疗。

2. 带状疱疹的治疗常包括全身治疗和局部治疗，同时应注意防治神经痛，治疗中注意应用营养神经的药物。

3. 已发生神经痛者，应内服及积极采用外用药物治疗、神经阻滞及损毁治疗、物理治疗、心理治疗及针灸治疗等。

三、手 - 足 - 口病

（一）临床特征

1. 多发生于儿童，暴发时常见于 2 岁以下的幼儿。

2. 急性发病,可有低热、流涕、厌食、咽痛、腹痛等全身症状。

3. 口腔黏膜出现 1~3mm 大小的疱疹,散在分布,疱很快破裂形成浅糜烂或溃疡,灼痛明显(图 1-2-5,图 1-2-6)。

4. 手指、足趾背面及指、趾间褶处和臀部皮肤等易摩擦的部位出现数个至数十个不等红色斑丘疹、水疱,2~3 天可消失(图 1-2-7)。

5. 普通病例病情轻微,5~7 天自愈,有自限性。

6. 重症病例病情进展较快,全身症状重,可发生脑膜炎、脑炎、脑脊髓炎、肺水肿、循环障碍等。

(二)诊断

1. 流行病史 儿童多见,可有小流行。

2. 口腔各部位均可出现疱疹及溃疡。

3. 手掌、足底皮肤出现红斑及疱疹。

4. 普通病例全身反应轻,重型病例全身反应重。

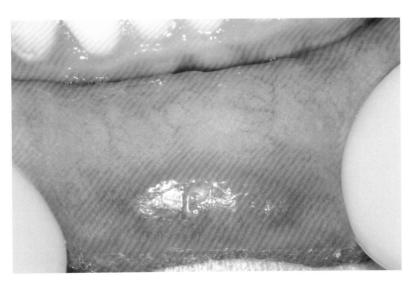

图 1-2-5 手 - 足 - 口病(口腔表现)

(北京大学口腔医院供图)

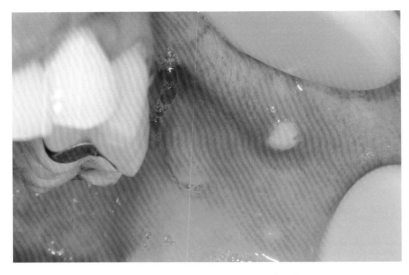

图 1-2-6　手 - 足 - 口病（口腔表现）

（北京大学口腔医院供图）

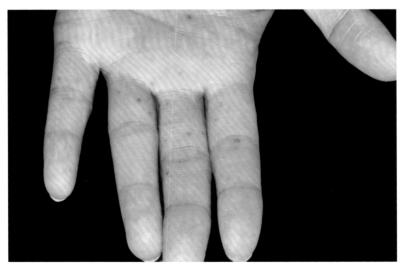

图 1-2-7　手 - 足 - 口病（皮肤表现）

（北京大学口腔医院供图）

（三）鉴别诊断

1. 水痘　水痘是由水痘 - 带状疱疹病毒初次感染引起的急性传染病。好发于婴幼儿，以冬春两季多见，表现为发热，周身性、向心性分布的皮损为特征，皮损表现为红色斑丘疹、疱疹、痂疹。口腔病损少见。

2. 原发性疱疹性龈口炎　该病多发于儿童，但无季节性发病，口内的疱疹常丛集成簇状，一般无皮疹出现。

3. 疱疹性咽峡炎　该病由柯萨奇病毒 A4 引起，病损表现类似于手 - 足 - 口病，但分布部位主要集中于软腭及咽周，没有手部和足部的皮肤病变。

（四）治疗原则

1. 对患者应予以隔离，以免发生流行。

2. 采用全身支持治疗，局部对症处理，防止继发感染，口服抗病毒中成药控制病情。

3. 密切观察病情变化，一旦病情加重应及时随诊。对于严重病例应及时住院全面检查、监测并采取中西医结合治疗。

四、口腔念珠菌病

（一）临床特征

1. 假膜型念珠菌病

（1）多见于婴幼儿及衰弱者、接受糖皮质激素治疗者、人类免疫缺陷病毒（HIV）感染者、免疫缺陷者。

（2）病损可为急性或亚急性表现。

（3）以颊、唇、腭、舌等处黏膜好发。

（4）患处黏膜充血发红，上覆盖白色凝乳状斑点或斑块，斑膜不易剥离，若强行剥离露出鲜红糜烂面，严重者可向咽部、食管扩展（图 1-2-8）。

（5）自觉症状不明显，成人可伴有口干、灼痛、味觉迟钝等症状。婴幼儿常出现流涎、烦躁不安、啼哭拒食。

（6）KOH 涂片镜检可见典型菌丝，念珠菌培养阳性。

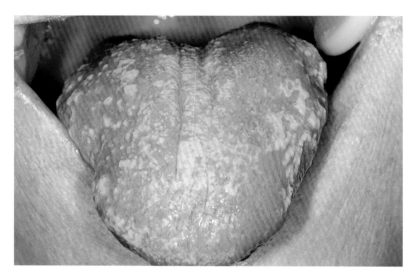

图 1-2-8 假膜型念珠菌病

(北京大学口腔医院供图)

2. 急性红斑型(萎缩型)念珠菌病(又称抗生素性口炎)

(1) 多见于长期使用抗生素、糖皮质激素后及 HIV 感染者。

(2) 急性病损,成人多见。

(3) 黏膜出现片状的鲜红色的弥漫性红斑,以舌黏膜多见,舌背乳头萎缩呈鲜红色。双颊、上腭黏膜及口角也可有红色斑块(图 1-2-9)。

(4) 自觉症状为口干、疼痛及烧灼感。

(5) 念珠菌培养阳性,KOH 涂片镜检不易见到菌丝。

3. 慢性红斑型(萎缩型)念珠菌病(又称义齿性口炎)

(1) 多发生于戴义齿患者,与义齿不洁、经常不摘义齿和局部黏膜创伤等因素有关。未戴义齿而发生者,可伴有全身性疾病或免疫缺陷,如糖尿病、贫血等。

(2) 慢性病程,可为数月到数年,病变反复,时轻时重。

(3) 常见于腭部义齿承托区黏膜,黏膜色鲜红,边界清晰,严重者可伴有颗粒状乳头增生,局部有灼痛感(图 1-2-10)。

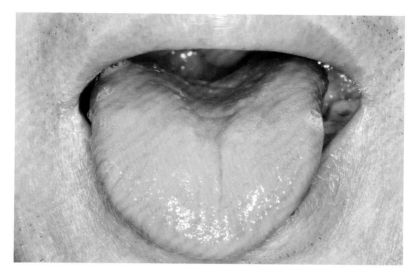

图 1-2-9 急性红斑型念珠菌病

（北京大学口腔医院供图）

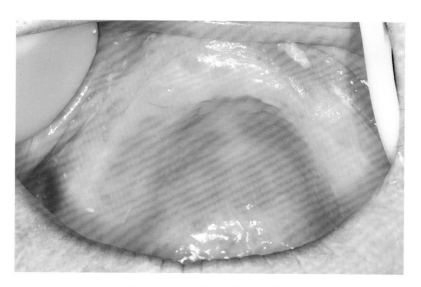

图 1-2-10 慢性红斑型念珠菌病

（北京大学口腔医院供图）

（4）病变可波及口角皮肤黏膜，出现口角湿白、充血、糜烂、皲裂。

（5）义齿组织面 KOH 涂片镜检可见到菌丝，念珠菌培养阳性。

4. 慢性增殖型念珠菌病

（1）念珠菌性白斑

1）黏膜上出现不能擦掉的灰白色斑块，间有红色病损。严重者表面有颗粒状增生，黏膜失去弹性。

2）好发部位为口角内侧联合区，舌背及上腭黏膜亦可发生。

3）约半数患者合并口角炎。

4）自觉有口干、烧灼感及轻微疼痛。

5）病损区 KOH 涂片可见菌丝在上皮细胞团中。

6）活检组织病理 PAS 染色可见念珠菌菌丝侵入上皮，可有异常增生。

（2）念珠菌性肉芽肿

1）多见于上腭、舌背黏膜，颊粘膜也可发生。

2）本病表现为口腔黏膜上出现红色结节状、疣状或肉芽肿样增生，常与红色病损同时存在或伴有念珠菌性白斑（图 1-2-11）。

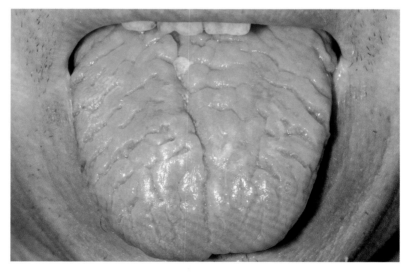

图 1-2-11　慢性增殖型念珠菌病

（北京大学口腔医院供图）

　　3）活检组织病理表现：上皮层有念珠菌菌丝侵入及微小脓肿形成，上皮下肉芽肿形成。

　　4）病损表面 KOH 涂片难找到念珠菌菌丝。

　　5. 慢性黏膜皮肤念珠菌病

　　（1）该疾病较为少见，病因复杂，常在婴儿期发病，病程长而持续。

　　（2）临床表现多样，可有组织萎缩或组织增生，发生长期慢性反复持久的口腔、指甲、皮肤和阴道的念珠菌病（图 1-2-12，图 1-2-13）。

　　（3）病损严重程度不等，自单一感染至严重毁容的念珠菌肉芽肿病变。

　　（4）患者常伴有先天性免疫缺陷，有些患者有内分泌障碍。

　　（二）诊断

　　1. 本病可发生于任何年龄，以婴儿和老年人多见。

　　2. 诱发因素　接受抗生素或糖皮质激素治疗、HIV 感染、免疫缺陷、口腔卫生不良、慢性创伤、配戴义齿、贫血、糖尿病、放疗后、干燥综合征等。

　　3. 口腔症状　口干、烧灼感、味觉异常、疼痛等。

　　4. 各型口腔念珠菌病的典型表现　假膜、红斑、斑块等。

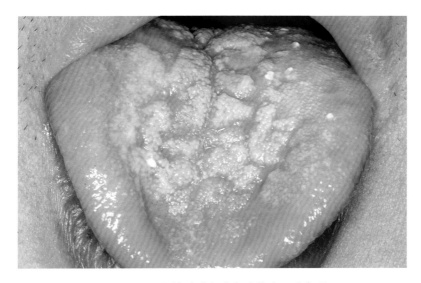

图 1-2-12　慢性黏膜皮肤念珠菌病口腔表现

（北京大学口腔医院供图）

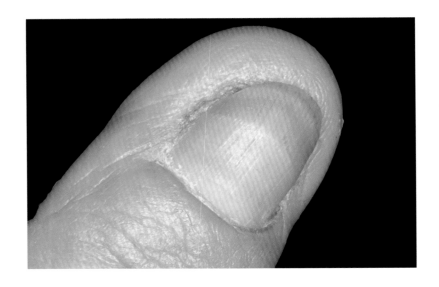

图 1-2-13 慢性黏膜皮肤念珠菌病指甲表现

（北京大学口腔医院供图）

5. 病损区涂片可见念珠菌孢子及菌丝。

6. 念珠菌培养阳性。

7. 慢性增殖型感染者，活检组织病理学可见念珠菌菌丝侵入上皮，上皮内微小脓肿形成。

（三）鉴别诊断

1. 扁平苔藓　舌背斑块型扁平苔藓及双颊丘疹型扁平苔藓有时应与假膜型念珠菌病相鉴别。扁平苔藓的白色病损不能被擦去，涂片及念珠菌培养均为阴性。

2. 白斑　白斑与念珠菌性白斑需要鉴别诊断。白斑在口腔其他处黏膜无发红、舌乳头萎缩及假膜等念珠菌感染的表现。组织病理学检查无念珠菌菌丝侵入组织。而念珠菌性白斑常合并口腔黏膜其他部位的念珠菌感染表现，活检组织病理 PAS 染色可见念珠菌菌丝侵入上皮，可有异常增生。

3. 球菌性口炎　球菌性口炎是由金黄色葡萄球菌、链球菌属、卡他奈瑟菌属、肺炎双球菌等细菌感染引起的口炎。表现为大面积糜烂、浅溃疡，表面覆盖光滑而致密的假膜,稍高于黏膜表面,不易拭去。常伴有不同程度的发热等全身反应。假膜的涂片及培养可见致病细菌。

4. 疱疹性口炎 疱疹性口炎表现为成簇的小水疱,疱破后可形成假膜,为黄色及棕色,易擦去,疼痛症状明显,假膜涂片无菌丝及孢子。

(四)治疗原则

1. 用抗真菌药物控制真菌,改善口腔环境使之偏碱性不利于念珠菌生长。

2. 去除可能的诱发因素,如提高免疫功能、补充营养、治疗相关疾病等。

3. 必要时辅以全身支持的综合治疗。

4. 根据不同类型的特点进行局部和全身治疗:对于假膜型、红斑型多采用抗真菌药物局部治疗;对于义齿性口炎,应同时注意口腔卫生;对于增殖型念珠菌病,可局部及全身口服药物治疗,如治疗后增生组织消退不明显,应及时考虑活检,以防病情恶化。

5. 疗程 一般红斑型及假膜型念珠菌病应持续用药 2~4 周,增殖型疗程应更长,甚至达 3~4 个月。

(周培茹 华 红)

第三节

口腔黏膜斑纹类疾病

一、口腔扁平苔藓

（一）临床特征

1. 好发于中年，女性多于男性。

2. 大多数患者有粗糙不适感，刺激性疼痛，若发生糜烂则刺激性疼痛明显，甚至有自发痛。

3. 口腔病损常为对称性分布，好发于双颊（图 1-3-1~ 图 1-3-4）、舌腹、舌背（图 1-3-5），下唇、牙龈、前庭沟、磨牙后区、软腭等部位也可发生。皮肤病损多见于四肢伸侧，部分累及指（趾）甲。

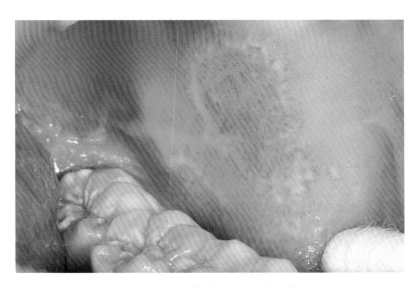

图 1-3-1　非糜烂型口腔扁平苔藓

（武汉大学口腔医院供图）

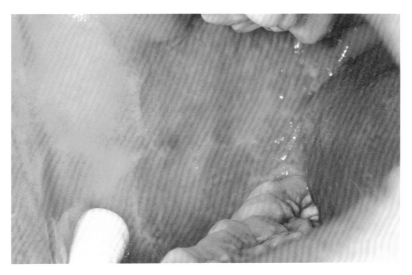

图 1-3-2　非糜烂型口腔扁平苔藓

（武汉大学口腔医院供图）

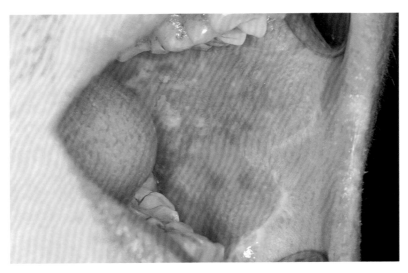

图 1-3-3　糜烂型口腔扁平苔藓

（武汉大学口腔医院供图）

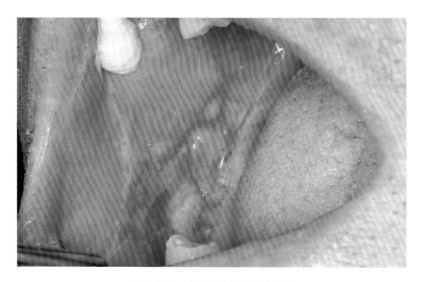

图 1-3-4　糜烂型口腔扁平苔藓

（武汉大学口腔医院供图）

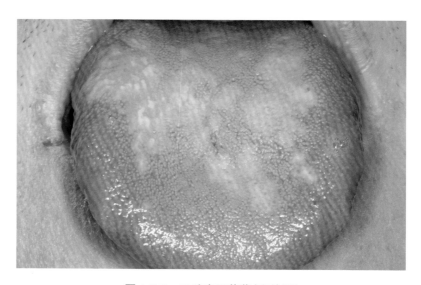

图 1-3-5　口腔扁平苔藓（斑块型）

（武汉大学口腔医院供图）

4. 口腔基本病损为白色条纹,表现为网纹、萎缩、糜烂、丘疹、斑块及水疱6 种类型。

5. 皮肤病损为紫红色或暗红色多角形扁平丘疹,表面呈蜡样光泽,微高出皮肤表面,边界清楚(图 1-3-6),指(趾)甲甲板萎缩变薄、无光泽(图 1-3-7)。

6. 慢性病损,常迁延不愈。

(二)诊断

1. 依据病史和典型口腔黏膜对称性白色损害,结合皮肤及指(趾)甲病损,可进行临床诊断。

2. 通过组织病理学检查,必要时辅以免疫病理检查确诊。

(三)鉴别诊断

1. 盘状红斑狼疮 盘状红斑狼疮好发于下唇,损害多无对称性,表现为放射状白色细短白纹,唇红皮肤界限可模糊不清。口腔扁平苔藓好发于口内黏膜,损害多呈对称性,唇红损害无向皮肤蔓延的趋势。

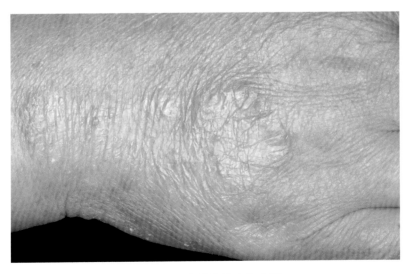

图 1-3-6 扁平苔藓皮肤病损

(武汉大学口腔医院供图)

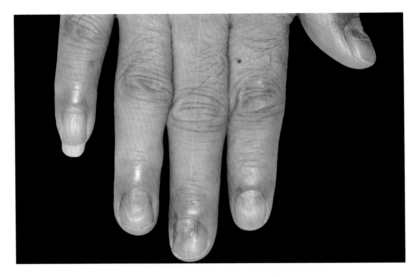

图 1-3-7　扁平苔藓指甲病损

（武汉大学口腔医学院供图）

2. 口腔白斑　白斑的发病多与长期局部刺激因素如吸烟等相关,常表现为白色斑块或斑片,可单发或多发,损害多无对称性,患者一般无症状或自觉粗糙感,伴有溃疡者有疼痛,组织病理学检查有助于诊断。

3. 口腔红斑　红斑多为单发,边界清楚,对抗炎治疗反应差,组织病理学检查显示上皮萎缩、上皮异常增生或原位癌。口腔扁平苔藓病损为多发性、对称性,红色病损区域边界不清,抗炎治疗后损害症状可缓解或消退。

4. 口腔苔藓样反应　苔藓样反应主要累及与银汞充填材料等刺激物直接接触的部位及其周围黏膜,多为单发,不伴皮肤损害。在去除刺激物后损害症状可逐渐减轻或消退。

5. 迷脂症　迷脂症为皮脂腺异位,常表现为粟粒大小的淡黄色丘疹,多见于颊、唇红,不伴皮肤损害,无明显症状。

（四）治疗原则

1. 去除局部刺激因素。

2. 依据病损类型及有无症状分别制定治疗计划:病损局限且无自觉症状者,可不用药,仅随访观察。非糜烂型有症状者局部对症治疗,糜烂型患者酌情进行局部和全身联合用药治疗,全身用药以免疫调节治疗为主。

3. 注意控制真菌等继发感染。

4. 缓解精神压力,必要时进行心理咨询及治疗。

5. 定期随访,预防癌变:病情缓解前,2 周~1 个月复查 1 次;病情缓解后,一般每 3~6 个月复查 1 次。

（谭雅芹）

二、口腔白斑病

（一）临床特征

1. 病损可发生于口腔的任何部位,多见于舌、颊、牙龈。患者一般无症状或自觉局部粗糙,伴有溃疡或癌变时可出现疼痛。

2. 根据临床表现可分为均质型和非均质型两大类,前者包括斑块状、皱纹纸状,后者包括颗粒状、疣状、溃疡状。

（1）斑块状:白色均质斑块,界清,质韧（图 1-3-8）。

（2）皱纹纸状:好发于口底及舌腹,灰白或白垩色（图 1-3-9）。

（3）颗粒状:好发于颊黏膜口角区,表面颗粒状突起。

（4）疣状:灰白色,表面刺状或绒毛状突起（图 1-3-10）。

（5）溃疡状:白色斑块上有糜烂或溃疡。

（二）诊断

1. 依据临床表现和病理检查综合判断。

2. 甲苯胺蓝染色、自体荧光检查及脱落细胞学检查可辅助判断癌变。

（三）鉴别诊断

1. 口腔白角化症 该病表现为白色或浅白色边界不清的斑块或斑片,略高出或不高出黏膜表面,表面粗糙。由长期机械或化学因素刺激引起,去除刺激后,白色病损可明显减轻或消失。

2. 白色水肿 白色水肿多见于双颊黏膜咬合线附近,为灰白色或乳白色半透明面纱样斑片。有时出现皱褶,检查时拉展口腔黏膜,斑片可暂时性消失。

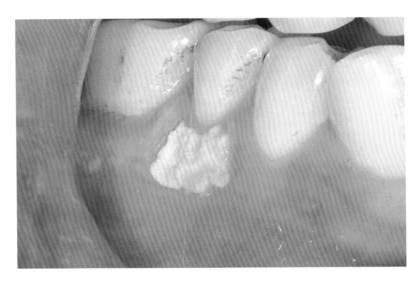

图 1-3-8　口腔白斑病（斑块状）

（武汉大学口腔医院供图）

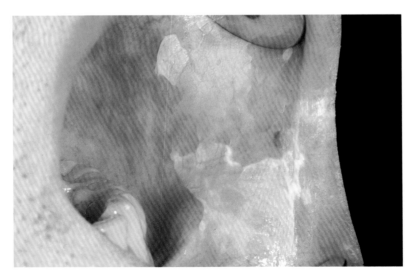

图 1-3-9　口腔白斑病（皱纹纸状）

（武汉大学口腔医院供图）

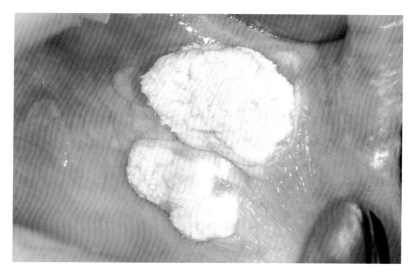

图 1-3-10 口腔白斑病（疣状）

（武汉大学口腔医院供图）

3. 白色海绵状斑痣 该疾病具有遗传性或家族性。病损表现为灰白色水波样皱褶或沟纹，有特殊的珠光色，形似海绵，扪之柔软。

4. 迷脂症 迷脂症多位于颊及唇红，为异位的皮脂腺，呈淡黄色颗粒，可丛集或散在，表浅光滑，无自觉症状。

5. 口腔扁平苔藓 斑块型扁平苔藓与白斑有时难以鉴别，特别是舌背上的扁平苔藓，有时需要依靠组织病理活检。斑块型扁平苔藓多伴有口腔其他部位的病损，可见不规则白色条纹，常有充血、糜烂。白斑多为独立病损。口腔扁平苔藓有时可伴有皮肤病损，白斑不伴有皮肤病损。

6. 口腔黏膜下纤维性变 该病以颊、咽、软腭多见，口腔黏膜呈广泛苍白色，柔软度降低，可触及黏膜下纤维性条索。患者常在进食辛辣刺激食物时口腔出现灼痛感，可有舌运动及张口受限、吞咽困难等自觉症状。

7. 梅毒黏膜斑 梅毒黏膜斑为二期梅毒的常见口腔表现。损害呈灰白色、光亮而微隆起的斑片，圆形或椭圆形，边界清楚。根据不洁性交史，梅毒血清试验阳性等可进行诊断。

（四）治疗原则

1. 戒除烟酒、嚼槟榔等不良嗜好。

2. 及时行病理检查，以明确诊断及判断癌变风险。

3. 外用或口服维 A 酸类药物，口服番茄红素等。

4. 癌变风险较高者应行手术治疗，不宜手术者可酌情采用冷冻、激光、光动力治疗等。

5. 定期随访观察。

三、口腔白角化症

（一）临床特征

1. 本病可发生在口腔黏膜的任何部位，唇、颊、舌、腭多见。

2. 病损表现为白色或浅白色边界不清的斑块或斑片，略高出或不高出黏膜表面（图 1-3-11）。

3. 病损表面粗糙。

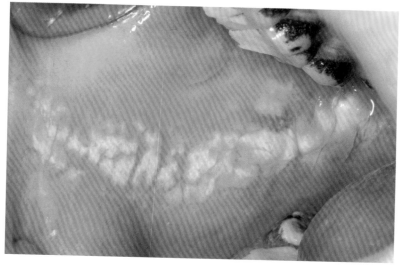

图 1-3-11　口腔白角化症

（武汉大学口腔医院供图）

（二）诊断

依据临床表现及长期吸烟史，或相应部位有不良刺激物进行诊断。去除刺激因素后，白色病损可明显减轻或消失。

（三）鉴别诊断

1. 白色水肿 白色水肿多见于双颊黏膜咬合线附近，为灰白色或乳白色半透明面纱样斑片。有时出现皱褶，检查时拉展口腔黏膜，斑片可暂时性消失。

2. 颊白线 颊白线位于双颊部与双侧后牙咬合线相对应的黏膜上，为连续的白色或灰白色线条，与牙列外形吻合，呈水平状纵向延伸。

（四）治疗原则

1. 去除刺激因素并观察。

2. 角化严重者可局部使用维 A 酸制剂。

（陈潇婕）

四、盘状红斑狼疮

（一）临床特征

1. 本病常见于头面部，好发于易受阳光照射部位。多见于 20~40 岁女性。

2. 该病好发于下唇唇红，病损中央萎缩，微凹陷呈盘状，边缘稍隆，周边有放射状白色短纹，可发生充血糜烂（图 1-3-12）。病史长者，病损可超出唇红缘而累及皮肤，唇红与皮肤界限消失。

3. 皮肤为持续性片样盘状红斑，边界清楚，表面有鳞屑覆盖，取下后可见角质栓。皮肤病损常发生在鼻梁、鼻侧及双侧颧部皮肤，称为蝶形红斑（图 1-3-13）。

（二）诊断

依据临床特征和病史进行诊断。临床不能确诊时，组织病理、免疫病理及免疫学指标检查具有重要意义。

（三）鉴别诊断

1. 慢性唇炎 病损四周多无放射状细短条纹，不超出唇红缘，无皮肤损害。

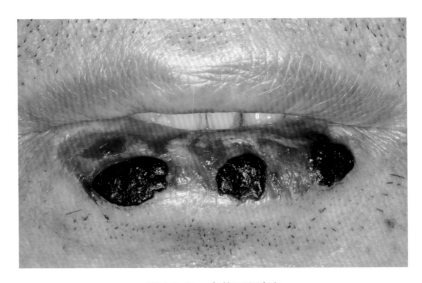

图 1-3-12　盘状红斑狼疮

（武汉大学口腔医院供图）

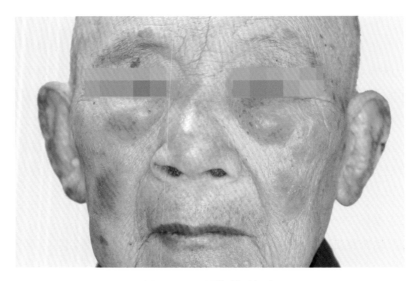

图 1-3-13　面部蝶形红斑

（武汉大学口腔医院供图）

2. 口腔扁平苔藓 口腔黏膜损害多为对称性的白色条纹或斑块,唇红部病损不超出唇红缘。皮肤损害呈对称性分布于四肢伸侧面或躯干,表现为紫红色多角形扁平丘疹,患者自觉瘙痒。

3. 多形红斑 该病发病急骤,病程约2~6周,有前驱症状,如头痛、发热、倦怠等。口腔损害表现为大面积糜烂,有灰色假膜,无白色花纹,唇部大量血痂。皮肤损害好发于颜面、头颈、手掌足背及四肢伸侧面,典型表现为虹膜状红斑或靶形红斑。

(四)治疗原则

1. 避免日光照射及寒冷刺激。

2. 局部使用消毒防腐、抗炎、促愈合药物湿敷或局涂,严重时可使用糖皮质激素制剂行黏膜下注射。

3. 病情严重者,可辅以全身免疫调节治疗。

4. 定期随访,预防癌变。

五、口腔黏膜下纤维性变

(一)临床特征

1. 有咀嚼槟榔史。

2. 进食辛辣食物时口腔有烧灼感,可伴不同程度的张口受限(图 1-3-14)。

3. 损害好发于颊、软腭、翼下颌韧带及舌等部位。

4. 口腔黏膜呈苍白色,柔软度降低,可触及瘢痕样纤维条索,软腭可出现水疱(图 1-3-15,图 1-3-16)。

5. 具有癌变风险。

(二)诊断

依据嚼槟榔史及临床特征进行诊断,组织病理学检查发现胶原纤维玻璃样变可进一步确诊。

(三)鉴别诊断

1. 口腔白斑病 口腔白斑病表现为白色或灰白色斑块,触之粗糙,无纤维条索。白斑可无症状或轻度不适,不伴牙关紧闭、张口受限、吞咽困难等症状。病理检查有助于鉴别诊断。

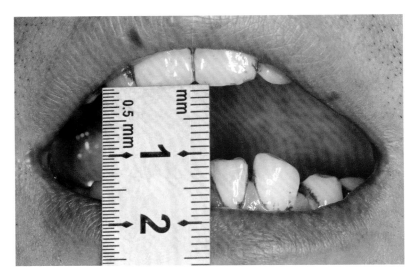

图 1-3-14　口腔黏膜下纤维性变

（武汉大学口腔医院供图）

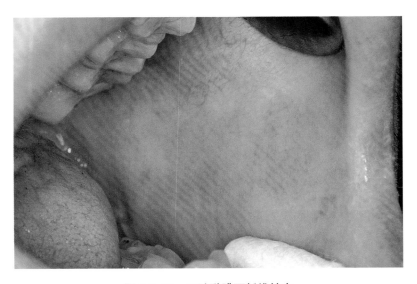

图 1-3-15　口腔黏膜下纤维性变

（武汉大学口腔医院供图）

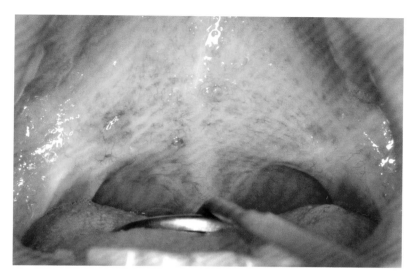

图 1-3-16 口腔黏膜下纤维性变及软腭水疱

（武汉大学口腔医院供图）

2. 口腔扁平苔藓 斑块型口腔扁平苔藓触之柔软，无纤维条索。黏膜有白色条纹，可有充血、糜烂，伴刺激性疼痛。不会出现张口受限、吞咽困难等严重症状。组织病理表现为固有层以淋巴细胞浸润为主，基底细胞液化变性。

3. 口腔白角化症 口腔白角化症表现为浅白色或白色斑块，无纤维条索。不会有张口受限、吞咽困难等症状。局部有明显机械或化学刺激因素，除去刺激因素后，病损可减轻或完全消退。

（四）治疗原则

1. 戒除嚼槟榔及吸烟、饮酒习惯。

2. 局部可使用糖皮质激素制剂行黏膜下注射。

3. 口服具有抗氧化作用的维生素、天然药物等，如维生素 E、β- 胡萝卜素、番茄红素。

4. 辅以高压氧治疗及张口训练等。

5. 定期随访，预防癌变。

（王 芳）

第四节

唇部疾病

一、慢性唇炎

(一) 临床特征

1. 发病诱因包括环境因素(寒冷、风吹、气候干燥)和局部因素(舔唇、咬唇、食物刺激等)。

2. 症状　唇干燥,脱皮,伴胀、痒、热、痛等症状。时轻时重,反复发作。

3. 临床典型表现为唇红干燥、脱屑、皲裂、渗出、结痂(图 1-4-1)。

(二) 诊断

1. 依据病情反复发作,寒冷干燥季节好发,干燥、脱屑、渗出、结痂等临床特征即可诊断,需要排除其他特殊类型的唇炎。

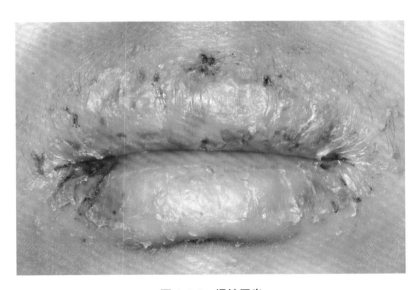

图 1-4-1　慢性唇炎

(北京大学口腔医院供图)

2. 一般不需要特殊的实验室检查。

（三）鉴别诊断

1. 光化性唇炎　光化性唇炎与日光照射有关，好发于下唇。多发于长期接受紫外线照射的户外工作者。可出现唇红色素脱失、唇红缘界限消失等。患者多无痒感。

2. 念珠菌性唇炎　唇红黏膜干燥、脱屑，黏膜充血发红明显，伴口腔其他部位念珠菌感染，真菌涂片或培养有助于明确诊断。

3. 扁平苔藓　发生于唇部的扁平苔藓表现为白色网纹状损害，可伴充血、糜烂，口内黏膜可有类似损害。

4. 盘状红斑狼疮　盘状红斑狼疮好发于唇部，中央萎缩凹陷红斑，周围放射状白色短条纹，可致唇红皮肤界限不清。

5. 多形红斑　该病为急性病程，唇部多见血痂，轻触易出血，可伴口内黏膜水疱、糜烂、渗出。皮肤可有典型的靶形红斑。

（四）治疗原则

1. 避免局部刺激，改变不良习惯，保持唇部湿润。

2. 湿敷上药　0.1% 的依沙吖啶溶液，3% 硼酸溶液，0.9% 氯化钠溶液等。涂抹抗生素或者糖皮质激素类软膏、金霉素眼膏、复方盐酸金霉素软膏、醋酸曲安奈德等。

3. 封闭治疗　伴有糜烂者，可以局部封闭治疗。

4. 微波治疗　微波治疗和局部湿敷联合使用。

二、光化性唇炎

（一）临床特征

1. 急性光化性唇炎

（1）起病急，发作前有明显的日晒史。

（2）表现为唇红广泛水肿、充血、红斑、脱屑、水疱和糜烂，自觉灼热和瘙痒。

（3）全身症状较轻，2~4 周可自愈。

2. 慢性光化性唇炎

(1) 无明显季节性，长期受日光照射。

(2) 表现为唇红黏膜干燥、脱屑，长期可致唇部失去弹性，形成皱褶或皲裂。

(3) 需要注意其有癌变倾向。

(二) 诊断

1. 患者有明确的日光照射史。

2. 唇部表现为干燥、脱屑、充血、糜烂(图 1-4-2)，以及增厚的白色病损。

3. 本病有癌变倾向，必要时活检，组织病理学表现为固有层内胶原纤维嗜碱性改变，同时可伴有不同程度的上皮异常增生。

(三) 鉴别诊断

1. 盘状红斑狼疮　与日光照射有关，下唇多见，典型凹陷红斑，周围放射状短条纹。组织病理学检查可以明确。

2. 慢性唇炎　无日光曝晒史，好发于寒冷季节，或有局部舔唇、撕皮等不良习惯。以干燥、脱屑、皲裂、结痂为主要特征。

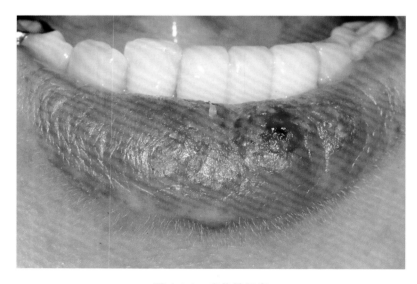

图 1-4-2　光化性唇炎

(北京大学口腔医院供图)

（四）治疗原则

1. 避光，可以使用防晒剂。

2. 湿敷上药　有糜烂、渗出、结痂等病损，先用 0.1% 乳酸依沙吖啶溶液湿敷再涂药膏。可以使用 5% 氟尿嘧啶、5% 咪喹莫特乳膏等。

3. 冷冻治疗、激光治疗或者光动力治疗等。

4. 怀疑癌变或者已经癌变者需要手术治疗。

三、肉芽肿性唇炎

（一）临床特征

1. 青壮年好发，可单独发生于上下唇或同时发生。

2. 肿胀可反复发生，最终不能消退。

3. 典型表现为间歇发作的非凹陷性肿胀，触诊稍韧，垫褥感，可出现纵行裂沟（图 1-4-3，图 1-4-4）。

4. 可累及唇和唇周皮肤，口腔内其他黏膜及面部也可发生肿胀。

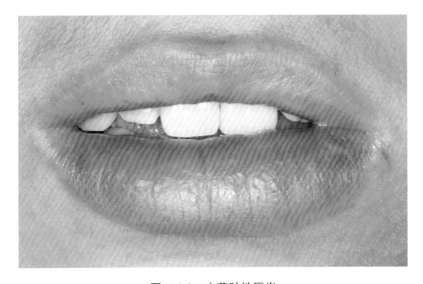

图 1-4-3　肉芽肿性唇炎

（北京大学口腔医院供图）

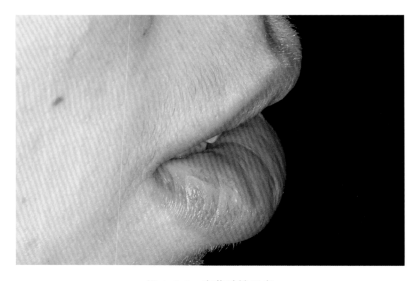

图 1-4-4 肉芽肿性唇炎

（北京大学口腔医院供图）

5. 同时出现单侧间歇性面瘫、舌裂时,称为梅 - 罗综合征。

（二）诊断

1. 口唇反复肿胀,反复发作,不能恢复正常。

2. 上下唇肿胀明显,触诊垫褥感,表面可出现纵行裂沟。

3. 病理检查显示非干酪样肉芽肿表现。

（三）鉴别诊断

1. 牙源性感染 急性病程,有明确的病灶牙以及明显的感染史,具有红、肿、热、痛表现。

2. 唇部血管性水肿 属于Ⅰ型变态反应,发病迅速,肿胀在十几分钟内形成,数小时或 1~2 天消退。

3. 克罗恩病 0.5% 的克罗恩病患者可有唇部肿胀表现,口腔内有好发于龈颊沟的线性溃疡。消化道表现有腹痛、腹泻、腹部包块、肛周脓肿、肛瘘等症状。结肠镜可明确。

（四）治疗原则

1. 去除诱因和口腔病灶牙（如拔除残根、残冠,治疗龋齿或根尖周炎）。

2. 药物治疗　糖皮质激素(局部封闭或口服)、抗生素、免疫调节剂、免疫抑制剂等。

3. 严重者待病情稳定后可考虑手术或激光治疗。

四、口角炎

(一)临床特征

1. 可单侧或者双侧发生。

2. 急性期口角黏膜可有充血、发红、渗出、结痂(图 1-4-5),周围可伴细小横纹或皲裂,病损可扩展到邻近皮肤。

3. 可伴有义齿性口炎,必要时需要排除贫血或者微量元素缺乏。

(二)诊断

1. 发病与创伤、营养不良、感染(真菌、细菌)或过敏等因素有关。

2. 典型表现为单侧或者双侧口角充血发红、糜烂、渗出、结痂等。

3. 必要时结合细菌培养、真菌涂片或培养等可协助诊断。

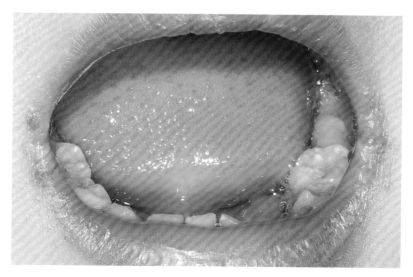

图 1-4-5　口角炎

(北京大学口腔医院供图)

（三）鉴别诊断

口角炎因特殊发病部位，一般临床诊断明确，无需特殊鉴别，只需明确感染或创伤性病因，针对性治疗即可。

（四）治疗原则

1. 针对发病原因治疗，例如贫血、维生素缺乏等，抗细菌或者真菌感染治疗。

2. 局部治疗　0.1% 依沙吖啶溶液或 0.02% 醋酸氯己定溶液湿敷，涂抹金霉素软膏、红霉素软膏、曲安奈德乳膏、克霉唑乳膏等。

3. 伴有义齿性口炎者，在抗真菌治疗的同时，必要时需要修改义齿恢复正常咬合关系。

五、接触性过敏性唇炎

（一）临床特征

1. 与致敏物质接触的部位可以发生局部黏膜红肿、水疱、糜烂、渗出以及结痂（图 1-4-6）。

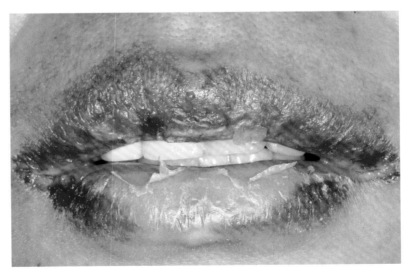

图 1-4-6　接触性过敏性唇炎

（北京大学口腔医院供图）

2. 病损除接触部位以外,可向邻近部位扩展。

（二）诊断

1. 有可疑致敏物质的接触,致敏物质包括:局部应用的药物,例如漱口水、软膏等;食物,例如柠檬、芒果等;其他,牙膏、唇膏、牙线、口香糖和医用橡胶手套等。

2. 病损范围与致敏接触范围相近或略有扩展。

3. 停止接触致敏物质,病损可好转,再次接触可复发。

4. 斑贴试验或其他过敏原检测可有助于诊断。

（三）鉴别诊断

1. 扁平苔藓　慢性病程,无可疑接触史,唇部扁平苔藓在充血、糜烂周围可见白色网纹状损害,口腔内黏膜可有类似损害,组织病理学检查可确诊。

2. 盘状红斑狼疮　好发于下唇,无可疑接触史,病损中央萎缩凹陷红斑,周围放射状白色短条纹,可致唇红皮肤界限不清,组织病理学检查可确诊。

3. 慢性唇炎　多发于寒冷干燥季节,或有局部舔唇、撕皮等不良习惯。以干燥、脱屑、皲裂、结痂为主要特征。无可疑接触史。

（四）治疗原则

1. 寻找并去除可疑致敏物质,并避免再次接触。

2. 局部用药为主,消炎、止痛、预防继发感染。0.1% 依沙吖啶溶液湿敷、涂抹金霉素软膏、红霉素软膏、曲安奈德乳膏等,症状好转即停药。

3. 必要时可以口服抗过敏药物,氯雷他定、西替利嗪等。

（刘　洋　牛光良）

第五节

舌部疾病

一、地图舌

地图舌又称为游走性舌炎。

(一) 临床特征

1. 多见于学龄前儿童,成年人多伴沟纹舌。

2. 好发于舌背、舌缘等部位。

3. 病损特征为病损中央丝状乳头萎缩,呈不规则的红斑区域,边缘丝状乳头增生,形成中央凹陷周围隆起的不规则图形。病变位置和形态可发生变化(图 1-5-1)。

4. 多数患者无自觉症状,或偶有烧灼感或进食刺激性食物时的不适感。

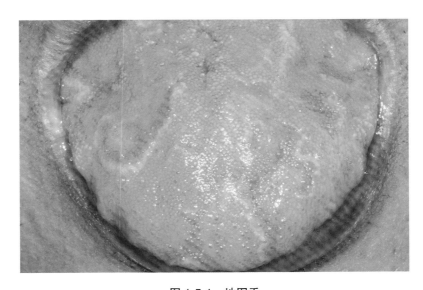

图 1-5-1 地图舌

(北京大学口腔医院供图)

5. 本病可自愈,易复发,良性病损,无癌变风险。

(二)诊断

结合病史、临床检查及具有特征意义的"游走"特征,不难诊断。

(三)鉴别诊断

1. 口腔扁平苔藓 舌部病损舌乳头萎缩区有珠光色白色角化斑纹,病损不具有游走性,并伴有口腔黏膜其他部位病损。

2. 口腔念珠菌病 舌乳头萎缩区多发生在舌背中央,或累及整个舌背。舌背黏膜充血发红明显,周围无隆起。患者多伴有口干、烧灼感等自觉症状。口腔念珠菌病可与地图舌伴发。

(四)治疗原则

1. 患者无不适症状,一般无需处理。

2. 轻度不适者可局部使用漱口水等缓解症状。

3. 注意口腔卫生,均衡饮食,避免辛辣刺激食物,戒烟酒。

4. 预防继发感染。

二、沟纹舌

(一)临床特征

1. 典型临床特征为舌背出现纵横裂沟,沟底上皮多完整。根据其形态,可分为脑回型、叶脉型、树枝型等(图 1-5-2)。

2. 患者多无自觉症状,由于沟底易残存食物残渣,可出现继发感染,则有疼痛不适。

(二)诊断

根据典型临床表现诊断不难。

(三)鉴别诊断

沟纹舌需与舌开裂性损伤相鉴别。 舌开裂性损伤有创伤史,舌黏膜连续性中断,伴渗血,疼痛明显。

(四)治疗原则

1. 注意口腔卫生,避免继发感染。

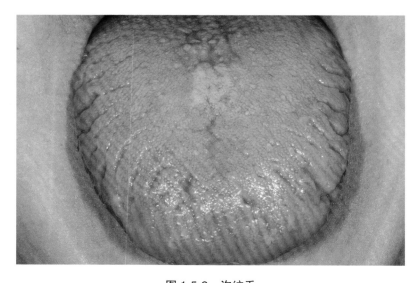

图 1-5-2　沟纹舌

（北京大学口腔医院供图）

2. 患者无不适症状，一般无需处理。

3. 如有疼痛不适等自觉症状时，可局部对症处理，如采用含漱液等。

三、毛舌

（一）临床特征

1. 好发于舌中后部，也可累及整个舌背。

2. 典型损害为舌背丝状乳头过度伸长，呈毛发状，可呈黑、褐、白、黄等不同颜色（图 1-5-3）。

3. 过长的乳头刺激软腭可引起反射性恶心。

4. 口臭明显。

（二）诊断

根据典型临床表现诊断不难。

（三）鉴别诊断

毛舌需与外源性染色相鉴别。外源性染色舌背黏膜因食物或药物染色，

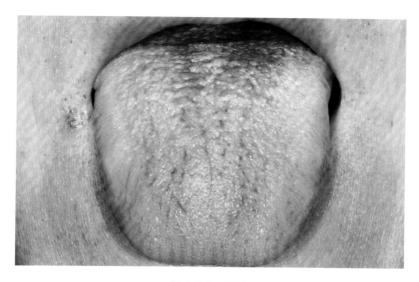

图 1-5-3 毛舌

（北京大学口腔医院供图）

无丝状乳头伸长。

（四）治疗原则

1. 改善口腔卫生，暂停或更换局部应用药物和停止食用着色性食物。

2. 可用牙刷轻刷毛舌区。

3. 合并有真菌感染的患者可用制霉菌素局部涂抹。

四、萎缩性舌炎

（一）临床特征

萎缩性舌炎是由各种因素引起的舌黏膜萎缩性改变，表现为舌乳头萎缩消失，舌上皮全层至舌肌萎缩变薄，舌体色泽发红，光滑如镜面，也可呈现苍白色，又称光滑舌或镜面舌（图 1-5-4）。该病好发于有系统性疾病的中老年女性。

1. 贫血 贫血由缺乏铁元素、维生素 B_{12}、叶酸或其他免疫因素造成，舌面光滑、充血发红，伴有味觉减退或刺激不适感。可伴有口角炎、皮肤黏膜苍白、指甲扁平、心悸、乏力、头晕、耳鸣、食欲减退等全身症状。

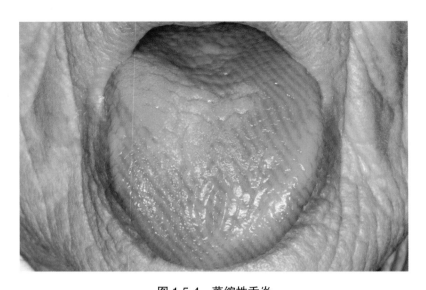

图 1-5-4　萎缩性舌炎

（北京大学口腔医院供图）

2. 维生素 B_2（核黄素）缺乏　舌面光滑、发亮，可出现沟纹和溃疡，伴有口角炎、唇炎及阴囊炎等。

3. 烟酸缺乏症　慢性者舌面发红，光亮呈牛肉色，可发生浅表溃疡，伴有口角炎、唇炎、食欲减退、疲乏、腹痛、消化不良等。

4. 干燥综合征　舌乳头广泛萎缩，黏膜充血发红，严重者表现为牛肉舌。伴有口干、眼干、关节痛和结缔组织疾病等全身症状。

5. 扁平苔藓　舌背片状病损，舌乳头萎缩伴白色珠光样条纹或斑块病损，可伴有口腔黏膜其他部位如颊、舌腹、唇红、牙龈等类似病损，或皮肤丘疹。

6. 口腔黏膜下纤维性变　舌背舌乳头萎缩，纤维条索样改变，伴有溃疡、味觉减退及刺激性不适等改变，以及口腔黏膜其他部位广泛纤维条索样变化，张口受限等。

（二）诊断

根据典型临床症状可进行诊断。对系统性疾病的筛查可帮助明确病因及精准治疗。

（三）鉴别诊断

1. 红斑 舌背红斑表现为红色萎缩区内白色颗粒状损害，病理表现为上皮异常增生。

2. 口腔念珠菌病 舌背黏膜广泛发红，伴丝状乳头萎缩，病损区可检测出念珠菌菌丝。

3. 地图舌 舌部病损为游走性，中央为不规则的丝状乳头萎缩造成的发红区域，边缘丝状乳头增生。

（四）治疗原则

1. 局部对症 避免局部刺激，保持良好的口腔卫生。

2. 积极治疗基础疾病。

五、正中菱形舌炎

（一）临床特征

1. 舌背人字沟前方菱形或椭圆形舌乳头萎缩区，可光滑充血，部分患者可出现结节样突起（图 1-5-5）。

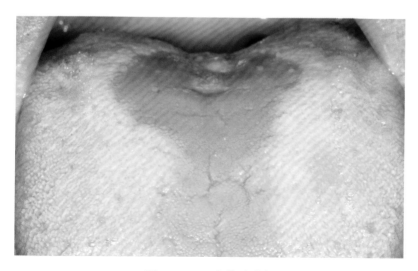

图 1-5-5 正中菱形舌炎

（北京大学口腔医院供图）

2. 患者可出现刺激痛等症状。

（二）诊断

1. 根据病变特定部位和典型的病损表现可进行诊断。

2. 病损区 10% KOH 涂片阳性或唾液培养有助于诊断。

3. 出现结节样增生者应密切随诊，必要时行活体组织检查。

（三）鉴别诊断

1. 舌乳头萎缩　需与其他原因的舌乳头萎缩相鉴别。

2. 慢性增殖型念珠菌病　结节型正中菱形舌需与慢性增殖型念珠菌病相鉴别。后者舌背呈结节状增生，口腔黏膜其他部位如腭、颊等可有白色绒毛及红斑表现。

（四）治疗原则

1. 无症状者无需治疗。

2. 合并真菌感染者行局部或全身抗真菌治疗。

六、灼口综合征

（一）临床特征

1. 口腔黏膜烧灼样疼痛，伴随味觉改变、口干症状，持续 3~6 个月以上。

2. 口腔黏膜无明显实质病变。

（二）诊断

1. 典型口腔烧灼样疼痛，可伴有口干等其他症状。

2. 临床检查未见明显实质病变，排除可能的局部或全身系统性疾病（糖尿病、贫血、甲状腺疾病、胃食管反流病等）。

（三）鉴别诊断

1. 局部因素造成的灼口症状　局部刺激因素，如牙石、残根、残冠、不良修复体等；口腔不良习惯，如口呼吸、吐舌等；真菌及细菌感染；过敏反应；干燥综合征、药物或其他原因造成的口干等。

2. 全身因素造成的灼口症状　代谢性疾病如糖尿病、甲状腺疾病等；消化系统疾病；造血系统疾病，如贫血；神经系统疾病，如脑血管病变等。

（四）治疗原则

1. 解释说明,调节情绪,消除疑虑。

2. 避免反复伸舌自检的不良习惯。

3. 药物治疗 对于伴有抑郁或焦虑症状的患者建议去相应科室进一步诊治,必要时可行心理治疗,服用止痛药或抗抑郁药加巴喷丁或氯硝西泮等,以及选择疏肝解郁类的中成药如加味逍遥丸等。

（李春蕾 华 红）

第六节
口腔黏膜变态反应性疾病

一、药物过敏性口炎

（一）临床特征

1. 本病有一定的潜伏期,初次发作潜伏期长,再次发作潜伏期短。

2. 起病急骤,病损范围广泛,可发生于口腔任何部位,常累及口腔前 2/3 部分。

3. 通常先起疱,疱破裂后形成大范围充血糜烂,唇部结痂,疼痛较为剧烈 (图 1-6-1~ 图 1-6-4)。

4. 本病可单发于口腔,也可伴口周、四肢皮肤等病损(图 1-6-5,图 1-6-6)。

5. 患者接触同类药物后,可再次复发。

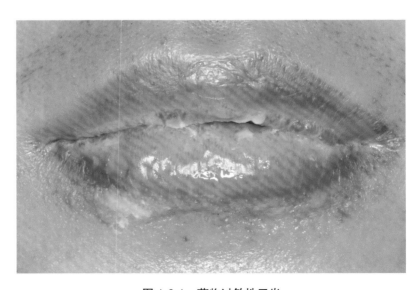

图 1-6-1　药物过敏性口炎

（武汉大学口腔医院供图）

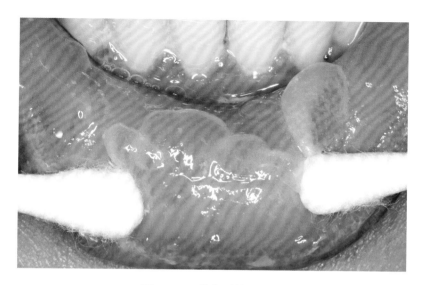

图 1-6-2 药物过敏性口炎

（武汉大学口腔医院供图）

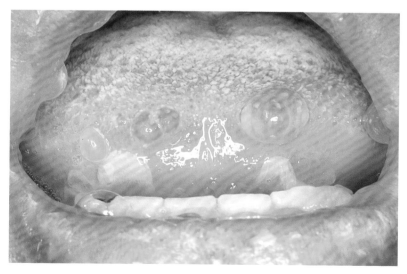

图 1-6-3 药物过敏性口炎

（武汉大学口腔医院供图）

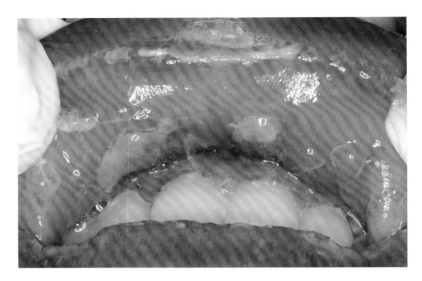

图 1-6-4　药物过敏性口炎

（武汉大学口腔医院供图）

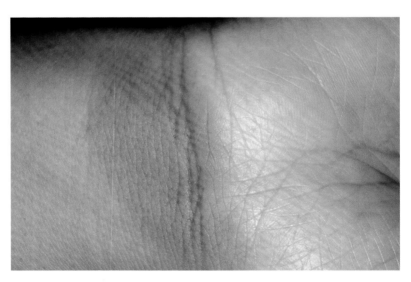

图 1-6-5　药物过敏性皮疹

（武汉大学口腔医院供图）

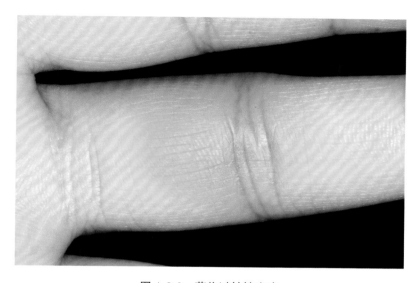

图 1-6-6　药物过敏性皮疹

（武汉大学口腔医院供图）

（二）诊断

1. 有明确的用药史,且用药与发病有因果关系。

2. 几天之内发生大面积口腔、皮肤损害。

3. 停用可疑致敏药物后病损可愈合。

（三）鉴别诊断

1. 疱疹性龈口炎　疱疹性龈口炎为病毒感染性疾病,发病前常有感冒症状,好发于儿童及青年人。口腔内的典型病损为簇集状小水疱或片状融合溃疡,皮肤病损主要位于口周皮肤。药物过敏性口炎为变态反应性疾病,发病前有明确的用药史,可发生于任何年龄,口腔内的典型病损为大疱或大范围糜烂,皮肤病损常位于手足及躯干。

2. 天疱疮　天疱疮为少见的自身免疫性疾病,好发于中老年人,常呈慢性病程,与用药无关,如未经规范治疗,病情常迁延不愈。药物过敏性口炎较为常见,任何年龄均可发病,常呈急性发病,与用药有因果关系,停用可疑致敏药物后很快痊愈。

（四）治疗原则

1. 积极寻找过敏药物并立即停用。

2. 全身抗过敏治疗,可短期服用糖皮质激素及抗组胺类药物。

3. 局部治疗以消炎防腐、减轻疼痛、促进愈合、预防继发感染为主。

二、血管性水肿

（一）临床特征

1. 起病急骤,发病突然。

2. 好发于头面部皮下疏松结缔组织,唇部多见。当水肿发生于软腭及喉部时可堵塞气道,危及生命。

3. 局限性水肿明显,界限不清,组织光亮,质地稍韧而有弹性,灼热瘙痒,触痛不显(图 1-6-7)。

4. 水肿消退迅速,通常数小时后开始消退,消退后不留痕迹。

5. 可再次复发,需要避免接触过敏原。

（二）诊断

1. 水肿突然发作,迅速消退。

2. 有多次发作的病史。

3. 本病与变态反应有关。

（三）鉴别诊断

1. 唇部蜂窝织炎　唇部蜂窝织炎常为牙源性感染所致,可找出病灶牙,常伴有发热症状,肿胀发生缓慢,具有凹陷性特征,不能自行消退。过敏性血管性水肿为变态反应性疾病,无全身症状,起病急骤,肿胀区域光亮而有弹性,按压无凹陷,有时无需治疗即可迅速消退,可有多次发作史。

2. 遗传性血管性水肿　遗传性血管性水肿为少见的先天遗传性疾病,与C1 抑制因子功能障碍有关,有家族史,幼年即发病(通常 2~3 岁),使用糖皮质激素治疗无效。过敏性血管性水肿则较为常见,发病机制为 I 型变态反应,使用糖皮质激素类或抗组胺类药物治疗有效。

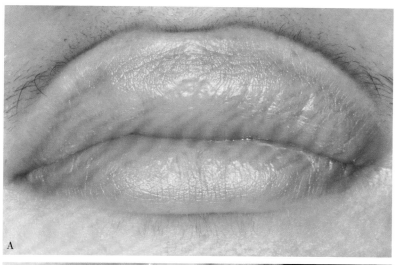

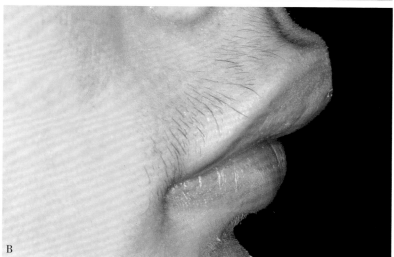

图 1-6-7　过敏性血管性水肿

A. 正面观　B. 侧面观

（武汉大学口腔医院供图）

（四）治疗原则

1. 首先应积极寻找过敏原,避免再次接触。

2. 症状轻者,可不予药物治疗。

3. 可采用抗过敏治疗,以促进水肿消退,缓解临床症状。

4. 如发生窒息,需立即施行气管切开术以抢救生命。

三、多形红斑

（一）临床特征

1. 起病急骤,任何年龄均可发病,青壮年男性为多,春秋季好发。

2. 口腔病损范围广泛,病损类型多种多样,主要以水疱、糜烂、渗出、结痂为特征（图 1-6-8~ 图 1-6-12）。

3. 皮肤损害可位于口周及四肢皮肤,常呈离心性分布,典型病损是靶形红斑或虹膜状红斑（图 1-6-13~ 图 1-6-15）。

4. 少数重型患者还可累及其他腔道黏膜,甚至累及内脏。

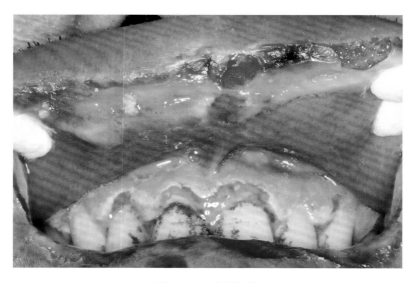

图 1-6-8　多形红斑

（武汉大学口腔医院供图）

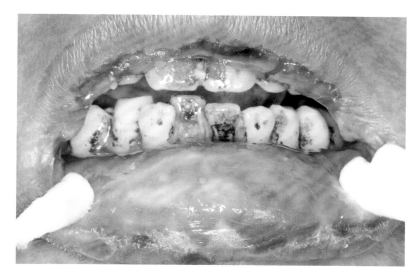

图 1-6-9 多形红斑

（武汉大学口腔医院供图）

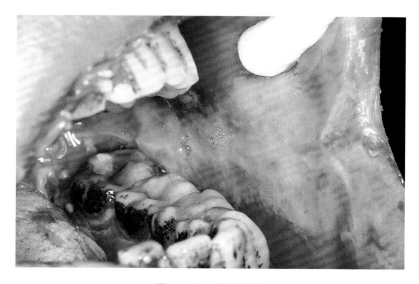

图 1-6-10 多形红斑

（武汉大学口腔医院供图）

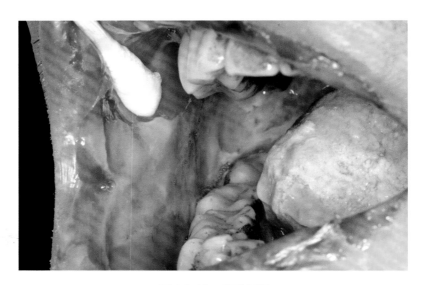

图 1-6-11　多形红斑

（武汉大学口腔医院供图）

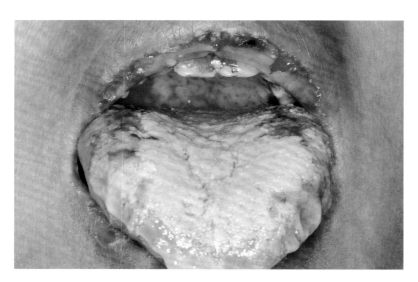

图 1-6-12　多形红斑

（武汉大学口腔医院供图）

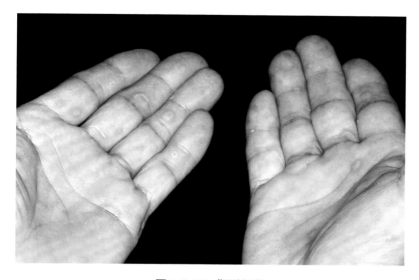

图 1-6-13 靶形红斑

（武汉大学口腔医院供图）

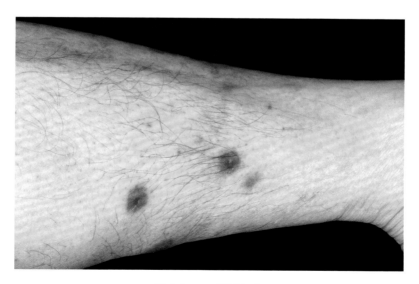

图 1-6-14 靶形红斑

（武汉大学口腔医院供图）

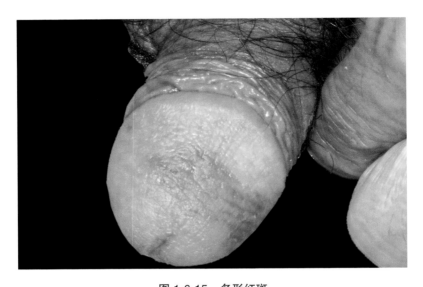

图 1-6-15　多形红斑

（武汉大学口腔医院供图）

5. 本病有自限性,轻型患者病程常为 2~3 周,重型患者病程可长达 4~6 周。

6. 痊愈后可反复发作。

（二）诊断

1. 有多次急性发作的病史,发病季节及好发年龄。

2. 口腔内出现范围广泛、类型多样的病损。

3. 典型的皮肤病损。

（三）鉴别诊断

1. 疱疹性龈口炎　疱疹性龈口炎为病毒感染性疾病,好发于儿童及青年人。口腔内的典型病损为簇集状小水疱或片状融合溃疡,经常累及牙龈,皮肤病损主要位于口周皮肤。多形红斑为变态反应性疾病,好发于春秋季,好发年龄为 20~40 岁,口腔内病损种类多样,但很少累及牙龈,皮肤病损常位于四肢末端。

2. 天疱疮　天疱疮为少见的自身免疫性疾病,多见于中老年人,常呈慢性病程,如未经规范治疗,病情常迁延不愈。天疱疮的皮肤损害多位于头颈、躯干、胸背部皮肤。多形红斑较天疱疮多见,好发年龄为 20~40 岁,可有自限性及复发性,病程相对短暂,皮肤病损常位于四肢末端。

3. **药物过敏性口炎** 药物过敏性口炎同为变态反应性疾病,常呈急性发病,发病前有明确的用药史,且与用药有因果关系,可发生于任何年龄和季节,停用可疑致敏药物后很快痊愈。多形红斑多为亚急性发病,往往不能找出明确的发病诱因,发病机制更为复杂,好发年龄为 20~40 岁,好发于春秋季,可有自限性及复发性,病程通常相对较长(约 2~4 周)。

(四) 治疗原则

1. 避免接触过敏原,警惕发病诱因。

2. 全身抗过敏治疗,可使用糖皮质激素类药物及抗组胺药等。

3. 局部使用具有消毒防腐、抗炎、止痛、促愈合等作用的药物对症治疗。

4. 全身支持治疗。

(杜格非)

第七节

性传播疾病的口腔表征

一、梅毒

(一)临床特征

1. 一期梅毒

(1)主要表现为硬下疳,口腔病损多见于唇舌。

(2)病损常呈圆形或椭圆形的单个斑块,表面有黄色薄痂或为光滑面。也可表现为边界清楚、周边微隆的较硬、无痛性溃疡(图 1-7-1)。

(3)本病常伴下颌下、颏下、腹股沟或患处附近淋巴结肿大。

2. 二期梅毒

(1)二期梅毒的口腔表现主要为黏膜斑和黏膜炎。

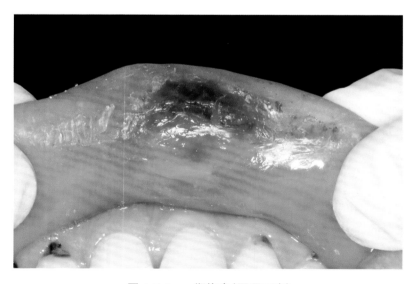

图 1-7-1　一期梅毒(唇硬下疳)

(武汉大学口腔医院供图)

（2）黏膜斑是二期梅毒最常见的口腔损害，多见于唇、舌及软腭。

（3）黏膜斑常呈多个圆形或椭圆形、灰白色、光亮而微隆的斑块，边界清楚（图 1-7-2）。

（4）一般无自觉症状，若发生糜烂或浅表溃疡则有疼痛。

3. 三期梅毒（晚期梅毒）

（1）三期梅毒主要的口腔黏膜损害是发生在硬腭的树胶肿。

（2）树胶肿初起表现为黏膜表面无痛性结节或肿块，逐渐软化、破溃形成肾形或马蹄形穿凿状溃疡，可造成组织破坏及缺损，甚至腭穿孔。

（二）诊断

依据流行病学史、临床表现及梅毒螺旋体检查、梅毒血清学试验等实验室检查综合分析进行诊断。

（三）鉴别诊断

1. **梅毒**　一期梅毒的硬下疳应与口腔鳞状细胞癌相鉴别。二期梅毒的黏膜斑应与白色角化症、白斑、口腔扁平苔藓等疾病相鉴别。

2. **口腔鳞状细胞癌**　唇舌部的口腔鳞癌表现为癌性溃疡时应与硬下疳

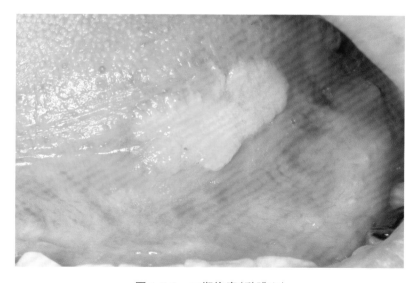

图 1-7-2　二期梅毒（黏膜斑）

（武汉大学口腔医院供图）

相鉴别。癌性溃疡边缘隆起,基底常有颗粒状突起。癌性溃疡扪诊有基底硬结,边缘有浸润感。

3. 口腔白角化症　白色角化症表现为白色或浅白色边界不清的斑块或斑片,略高出或不高出黏膜表面,有长期吸烟史,或相应区域有不良刺激物。

4. 口腔白斑病　均质型口腔白斑病需与梅毒黏膜斑相鉴别。均质型口腔白斑病表现为斑块状、皱纹纸状,其角化程度稍高,质地稍韧。口腔白斑病无皮肤病损。

5. 口腔扁平苔藓　斑块型口腔扁平苔藓常发生于舌背和颊部,多具有对称性,病损稍高于黏膜表面或平伏,周边常有白纹。少数患者可见皮肤病损,以四肢伸侧多见,呈紫红色扁平丘疹。

除皮肤和黏膜的临床表现外,还可从病史、实验室检查、组织病理学检查、抗生素治疗效果等方面进行鉴别。

(四) 治疗原则

1. 及早发现,早期、足量、正规抗生素治疗。

2. 针对局部的糜烂溃疡,使用消毒防腐、促愈合药物对症治疗。

3. 定期随访。

二、尖锐湿疣

(一) 临床特征

1. 口腔尖锐湿疣多由口交感染人乳头状瘤病毒(HPV)引起。

2. 口腔尖锐湿疣好发于舌、唇、牙龈等部位。

3. 临床呈单个或多个小的结节,有蒂或无蒂,质地柔软。

4. 结节可逐渐增大或融合,形成菜花状、乳头状赘生物(图 1-7-3)。

5. 尖锐湿疣颜色呈肉色或苍白色。

6. 本病一般无自觉症状或仅有异物感。

(二) 诊断

依据流行病学史、临床表现和实验室检查进行诊断。

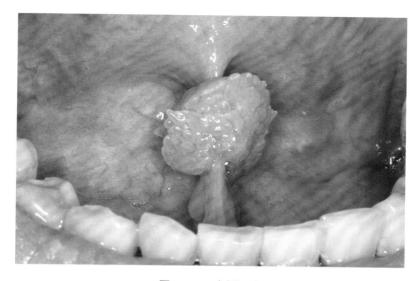

图 1-7-3　尖锐湿疣

（武汉大学口腔医院供图）

（三）鉴别诊断

1. 乳头状瘤　乳头状瘤好发于唇、舌、腭、龈及颊，为外突的带蒂的肿块，外观如同乳头状或菜花状，边界清楚，大多为孤立的单个病损，多为 HPV6 或 HPV11 感染。

2. 寻常疣　寻常疣可累及唇、上腭、牙龈等部位，表现为单个或多个坚实、发白、无蒂、界限清楚的外生型病损，多为 HPV2 和 HPV4 感染。

3. 乳头状增生　乳头状增生也称炎性乳头状增生，患者常有不良修复体和口腔卫生不良。病损表现为多个红色乳头状增生。最常发生于腭部和义齿边缘的龈颊沟内。

4. 鳞状细胞癌　溃疡可为菜花状，基底硬结，边缘不齐。淋巴结转移表现为固定、坚硬、粘连。通过病理组织学检查可明确诊断。

（四）治疗原则

1. 局部治疗为主，可通过手术、激光、光动力等方法去除外生性疣。

2. 辅以局部药物及全身药物治疗。

（何明靖　周　刚）

三、艾滋病

(一) 临床特征

HIV 感染可导致以 CD4$^+$ T 淋巴细胞减少为特征的进行性免疫功能缺陷，在口腔中引起多种疾病。

1. HIV 相关性口腔念珠菌病　该病是 HIV 感染者最为常见的口腔损害，常表现为假膜型、红斑型口腔念珠菌病和口角炎，以假膜型最为常见。假膜型口腔念珠菌病表现为口腔黏膜的白色膜状物，可擦去，常累及咽部、软腭、腭垂、舌、口底等部位（图 1-7-4）。

2. 毛状白斑　其发生与 EB 病毒感染有关，表现为双侧舌缘不能被擦去的白色或灰白斑块，有的可蔓延至舌背和舌腹，在舌缘呈垂直皱褶外观，如过度增生则成毛茸状（图 1-7-5）。

3. HIV 相关性牙周病　该病病情严重，持续时间长，常规治疗疗效不佳，其发生与口腔卫生状况关系不大，包括线形牙龈红斑、HIV 相关性牙周炎、急性坏死性溃疡性牙龈炎、坏死性牙周炎等。

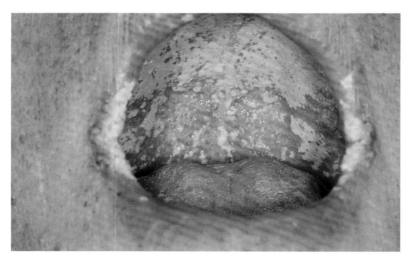

图 1-7-4　HIV 相关性口腔念珠菌病（假膜型）

（武汉大学口腔医院供图）

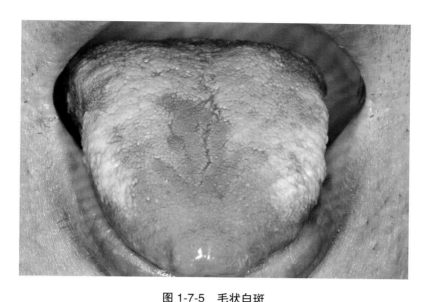

图 1-7-5 毛状白斑

（武汉大学口腔医院供图）

4. 溃疡性损害 无明显诱因,症状较重,与患者免疫系统状态显著相关,包括复发性阿弗他溃疡、非特异性口腔溃疡、坏死性口炎等。

5. 恶性肿瘤 Kaposi 肉瘤、非霍奇金淋巴瘤等。

（二）诊断

艾滋病的诊断需结合流行病学史（包括不安全性生活史、静脉注射毒品史等）、临床表现和实验室检查等进行综合分析,慎重进行诊断。

（三）鉴别诊断

1. 口腔念珠菌病 普通人群的口腔念珠菌病一般多见于老人和婴幼儿,有一定诱因。HIV 感染者发生的口腔念珠菌病多见于中青年,无明显诱因,病情常严重而反复。

2. 口腔白斑病 病因不明,好发于颊、软腭、口底或舌腹,临床表现为斑块型、皱纸型、疣状型、颗粒型、溃疡型,组织病理学检查可伴有不同程度的上皮异常增生。毛状白斑的发生与 EB 病毒感染有关,常表现为皱褶样毛茸状白色斑块,好发于舌缘,常双侧发生,组织病理学检查无上皮异常增生。

3. 斑块型口腔扁平苔藓   舌背斑块型口腔扁平苔藓常伴舌背舌乳头萎缩,周围常有白色条纹。病理检查可见基底细胞液化变性,固有层内淋巴细胞带状浸润。

4. 单纯性龈炎或慢性牙周炎   单纯性龈炎或慢性牙周炎通常由牙菌斑和牙石引起,去除牙菌斑和牙石后充血易消退。成人牙周炎一般病情发展较慢,治疗反应好。HIV 相关性牙周病病情发展迅速,局部洁治常无效,HIV 抗体检测阳性。

(四)治疗原则

1. 严格按照国家乙类法定传染病报告程序登记、上报病例,并由相关疾病控制机构负责控制和预防。

2. 及时将患者转诊至专门机构进行规范的抗 HIV 治疗。

3. 针对口腔损害局部对症治疗

(1)HIV 相关性口腔念珠菌病:局部和全身使用抗真菌药物。

(2)毛状白斑:若无症状,可不需治疗。

(3)HIV 相关性牙周病:按常规进行牙周基础治疗,注意操作时动作宜轻柔。术后使用 0.12%~0.2% 的氯己定含漱液,全身给予抗菌药,首选口服甲硝唑。

(4)复发性阿弗他溃疡:局部使用糖皮质激素制剂、消炎防腐含漱液,可酌情选用沙利度胺。

4. 增强免疫功能。

5. 支持疗法。

6. 提供健康和心理咨询,给予人文关怀,增强患者与疾病抗争的信心。

(谭雅芹   周   刚)

第二章

治疗技术篇

一、局部湿敷

（一）治疗原理

局部湿敷药物常为高渗溶液,利用其与组织液之间的浓度梯度差,使组织中水分扩散,减轻充血水肿。某些收敛药可使组织内蛋白质沉淀,促使组织皱缩、渗出减少,从而减轻炎症程度。消毒防腐药可杀灭和抑制致病微生物,防止创面感染。

（二）适应证

发生于唇部的糜烂型扁平苔藓、盘状红斑狼疮、多形红斑、慢性糜烂性唇炎等。

（三）常用药物

0.1% 依沙吖啶溶液、3% 硼砂溶液、5% 生理盐水等。

（四）准备物品

湿敷药物、无菌纱布、镊子、托盘。

（五）操作步骤

1. 将无菌纱布折叠 6~8 层,用湿敷药将其浸湿。

2. 将浸透药物的纱布敷贴于患处,每日 2 次,每次 15~20 分钟,湿敷过程中多次添加药物,保持纱布呈湿润状态(图 2-0-1)。

（六）注意事项

1. 湿敷前应对药物进行调配,使其保持适当浓度。

2. 湿敷过程中应始终保持纱布处于湿润状态。

二、口腔黏膜下注射

（一）治疗原理

口腔黏膜下注射是将药物直接注射到口腔黏膜病损基底部,维持病损局部较高的药物浓度。药物剂型多为混悬液,吸收缓慢,能更持久地在病损局部发挥药效。

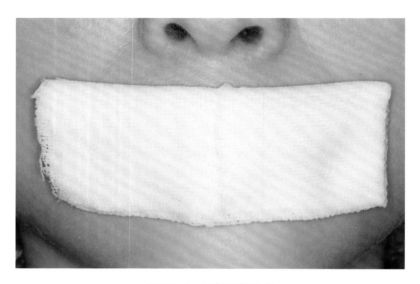

图 2-0-1　局部湿敷治疗

（武汉大学口腔医院供图）

（二）适应证

重型复发性阿弗他溃疡、糜烂型口腔扁平苔藓、盘状红斑狼疮、慢性糜烂性唇炎、口腔黏膜下纤维性变等。

（三）禁忌证

1. 对注射药物过敏者。

2. 年老体弱、有严重系统性疾病、空腹、疲劳等人群应暂缓注射。

（四）常用药物

曲安奈德混悬液、倍他米松混悬液、醋酸泼尼松龙混悬液。

（五）准备物品

无菌注射器、碘伏、棉签、口镜、托盘。

（六）操作步骤

1. 将注射用药与 2% 利多卡因注射液 1∶1 等量混合备用。

2. 选择靠近病损边缘的部位为进针点，局部消毒后，针头与黏膜表面呈 45°角刺入，穿透上皮层有落空感后，改变进针方向，与黏膜表面平行潜行（图 2-0-2）。

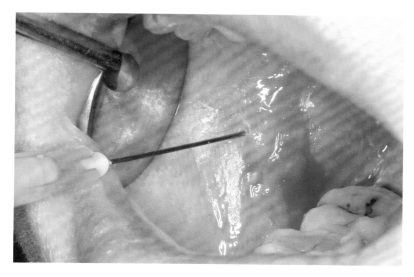

图 2-0-2　口腔黏膜下注射

（武汉大学口腔医院供图）

3. 针头到达病损基底部，回抽无血后，均匀将药液推注至病损局部，药量以曲安奈德计，一般以 $10mg/cm^2$ 为宜。

4. 注射结束后，缓慢抽出针头，局部压迫止血。

（七）常见并发症及防治

1. 晕厥　晕厥常见于年老体弱、有严重系统性疾病、空腹、疲劳等人群。一旦注射后出现晕厥症状，应立即使患者平卧，严密监测呼吸、脉搏、血压、血氧饱和度等生命体征，必要时吸氧，大部分患者可自行缓解。对于少数症状较重，无法自行缓解的晕厥患者，应立即启动急救措施。

2. 血肿　血肿是由于进针部位过深或刺破局部血管引起，常发生于注射后第 2~3 天，表现为注射局部及对应面部皮肤青紫、肿胀，按之疼痛。一旦发生血肿，应嘱患者局部热敷，每日 3~4 次，促进血肿消退。

3. 过敏　临床少见，表现为胸闷、气短、头晕、发热、堵塞感、面色苍白、口周皮肤水肿、皮疹等。一旦发生，应立即使患者平卧，严密监测呼吸、脉搏、血压、血氧饱和度等生命体征，同时启动抗过敏急救措施。

（八）注意事项

1. 严格掌握适应证和禁忌证,注射前应详细询问有无药物过敏史。对有药物过敏史、年老体弱、有严重系统性疾病、空腹、疲劳等人群应暂缓注射。

2. 注射时应注意进针方向和深度,达到黏膜下层即可,勿过深,推注药物前应注意回抽,避免血肿的发生。

3. 严格控制注射剂量,勿用药过量。

4. 注射过程中应注意避免锐器伤。注射结束后,应及时将针头置于锐器盒,销毁注射器。

三、激光治疗

（一）治疗原理

激光具有光热作用、光化作用、压强作用、光电磁作用及生物调节等功能。低能量激光治疗可发挥止痛、杀菌、调节免疫细胞功能等作用,起到减轻疼痛、促进病损愈合的疗效。高能量激光消融使组织发生脱水、凝固、碳化、气化等,可直接去除病损。

（二）适应证

1. 低能量激光治疗　用于治疗复发性阿弗他溃疡、口腔扁平苔藓、灼口综合征、唇疱疹、放射性口炎。

2. 高能量激光消融　用于治疗乳头状瘤、纤维瘤等良性肿物,口腔白斑病等。

（三）常用激光类型及参数

治疗口腔黏膜病的常用激光类型及治疗参数见表 2-0-1。治疗各类口腔黏膜病所使用的激光类型和治疗参数各有不同,因此在实际临床应用中应根据病种、病情严重程度、激光设备,参考文献中报道的条件来选择适应的治疗参数。

（四）准备物品

1. 低能量激光治疗　激光设备、护目镜。

2. 高能量激光消融　激光设备、护目镜、局麻药物及注射器、负压吸引器。

表 2-0-1 治疗口腔黏膜病的常用激光类型及治疗参数

低能量激光治疗			高能量激光消融		
激光类型	波长	治疗参数	激光类型	波长	治疗参数
He-Ne 激光	632.8nm	10~20mW	半导体激光	630~980nm	2.5~3W
半导体激光	630~980nm	0.1~1.5W	Nd:YAG 激光	1 064nm	2~4W
Nd:YAG 激光	1 064nm	2~2.5mW	Er:YAG 激光	2 940nm	1~7W
			CO_2 激光	10 600nm	0.5~15W

（五）操作步骤

1. 低能量激光治疗

（1）患者半卧位,患者和操作者佩戴好护目镜。

（2）调整设备参数,进行照射治疗。

2. 高能量激光消融

（1）患者半卧位,局部浸润麻醉、消毒、铺巾,患者和操作者佩戴好护目镜。

（2）调整设备参数,部分类型的激光需要进行引发处理后,进行消融治疗,有蒂的病变从蒂部切割去除,无蒂的病变从表面气化,烧灼至基底部正常组织（图 2-0-3~ 图 2-0-5）。

（3）术中助手应及时使用吸引器吸除消融过程中产生的废气及烟雾。

（4）术后嘱患者保持口腔清洁,并清淡饮食,可应用防腐类、止痛类局部药物,预防术后感染及疼痛。

（5）定期随访观察。

（六）注意事项

1. 治疗前应选择合适的激光治疗设备,检查设备工作状态,调节好工作参数。

2. 患者、操作者及其他所有在场人员应佩戴护目镜,以避免激光对眼部的损害。

3. 术中因组织气化产生废气、烟雾等,应及时使用吸引器吸除,防止医源性污染。

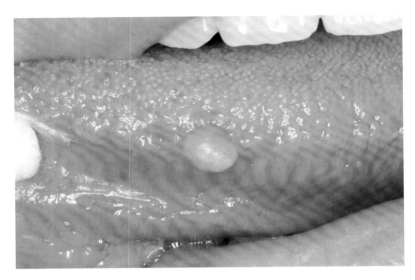

图 2-0-3 高能量激光治疗舌纤维瘤

（术前）

（武汉大学口腔医院供图）

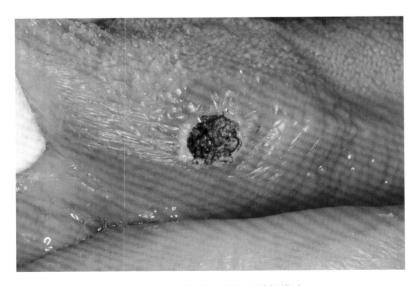

图 2-0-4 高能量激光治疗舌纤维瘤

（术后即刻）

（武汉大学口腔医院供图）

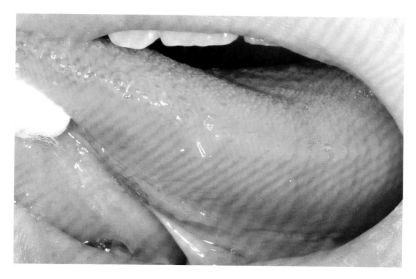

图 2-0-5　高能量激光治疗舌纤维瘤

（术后 1 个月）

（武汉大学口腔医院供图）

（卢　锐）

第三章

常用药物篇

　　药物治疗是口腔黏膜病的主要治疗手段,在口腔黏膜病的防治中占有重要地位。常用药物根据给药途径可分为两大类,全身用药和局部用药。口腔黏膜病药物治疗特点:①同病异治,针对同一种疾病的不同原因、不同时期或不同个体给予不同的药物治疗。如不同病因的复发性阿弗他溃疡,有的采用免疫抑制剂治疗,有的采用免疫增强剂治疗。②异病同治,针对不同疾病可能具有相似的发病因素或致病机制而给予相同的药物治疗。如某些药敏性口炎及糜烂型口腔扁平苔藓均可采用免疫抑制剂进行治疗。③局部疾病全身治疗,口腔黏膜病的发生常有全身性诱因,故对严重口腔黏膜病,除局部治疗外,还须针对可能的全身因素进行治疗。④中西医结合治疗,对某些慢性疾病如灼口综合征、口腔扁平苔藓等,若结合中医药治疗可能获得良好的协同效应。

　　口腔黏膜病药物治疗原则:①病情较轻者以局部用药为主,较严重者则采用局部和全身联合用药;②遵循用药个体化原则;③注意药物的合理选择和搭配,避免滥用药物;④注意监测药物的毒副作用;⑤注意合理停药;⑥采用药物治疗的同时,重视心理治疗的作用。

第一节

全身用药

　　大多数口腔黏膜病的病因较复杂,包括微生物感染、免疫功能紊乱、神经精神因素、内分泌失调、维生素及微量元素缺乏等,而有些口腔黏膜病的病因目前仍不明确。所以,口腔黏膜病的全身用药具有多样化、系统化的特点。常用的全身用药包括抗真菌药、糖皮质激素、免疫调节药、维生素和中成药等。

一、抗真菌药

　　抗真菌药主要用于治疗口腔念珠菌感染,应遵循以下原则:①轻中度病情以局部用药为主,病情较严重者可考虑局部和全身联合用药,但婴幼儿、孕妇、哺乳期妇女及严重系统性疾病患者等特殊人群不宜全身用药;②用药疗程应足够长,即使短期用药后症状、体征消失,仍需持续用药 1~3 周,避免复发;③对婴幼儿患者,还应注意奶具及产妇乳房的清洁消毒,避免交叉感染。

氟康唑(Fluconazole)

【适应证】 口腔念珠菌病。

【注意事项】 ①肝、肾功能不全患者慎用;②有潜在心律失常危险的患者慎用;③偶有患者出现剥脱性皮肤反应,如 Stevens-Johnson 综合征及中毒性表皮坏死松解症等,应停药。

【禁忌证】 对氟康唑或其他吡咯类药物过敏者。

【不良反应】 常见不良反应为头痛、腹痛、腹泻、恶心、呕吐、丙氨酸氨基转移酶升高、天门冬氨酸氨基转移酶升高、碱性磷酸酶升高和皮疹。

【用法和用量】 口服。第 1 天 200~400mg,以后每天 100~200mg,1~3 周为一个疗程,症状消退后仍需坚持用药,避免复发。

【制剂与规格】 胶囊剂:每粒 0.05g;0.1g;0.15g。片剂:每片 0.05g;0.1g;0.15g。

二、糖皮质激素

由于大部分口腔黏膜病与免疫功能紊乱密切相关,因此,具有抗炎、抗过敏及免疫抑制作用的糖皮质激素是口腔黏膜病临床常用药物之一。病情轻者,局部使用糖皮质激素即可达到治疗目的,仅少数病情较严重者需联合全身用药。而药物种类、剂量及疗程则应视病种、患者全身状况等因素而定。尽管应用该类药物能缓解急性炎症、延缓病情发展,但同时也可能产生较大的毒副作用。因此,应严格掌握适应证和禁忌证,并注意定期监测,特别是对于需长期服用糖皮质激素的患者,应严密观察,定期随访。

泼尼松(Prednisone)

【适应证】 ①天疱疮;②良性黏膜类天疱疮;③白塞病;④复发性阿弗他溃疡;⑤口腔扁平苔藓;⑥盘状红斑狼疮;⑦变态反应性口炎、光化性唇炎;

⑧血管性水肿;⑨多形红斑;⑩三叉神经带状疱疹。

【注意事项】　①结核病、急性细菌性或病毒性感染患者应用时,必须给予适当的抗感染治疗;②长期服药后,停药时应逐渐减量。糖尿病、骨质疏松症、肝硬化、肾功能不良、甲状腺功能低下患者慎用。

【禁忌证】　①高血压、血栓、胃与十二指肠溃疡、精神病、电解质代谢异常、心肌梗死、内脏手术、青光眼患者;②对本品及肾上腺皮质激素类药物有过敏史者;③真菌和病毒感染者。

【不良反应】　本品较大剂量易引起糖尿病、消化道溃疡和类库欣综合征症状,对下丘脑 - 垂体 - 肾上腺轴抑制作用较强。并发感染为主要的不良反应。

【用法和用量】

(1)天疱疮:糖皮质激素是目前治疗天疱疮的首选药,合理使用糖皮质激素是治疗成功的关键。使用时应遵循早期应用,足量控制,逐渐减量,小量维持,忌骤然停药的基本原则。口服:应综合考虑病情及患者个体情况选择首剂量,若病损主要累及口腔且范围较局限,尚无皮肤损害者,起始量一般为每日30~50mg,待口腔损害控制 2~3 周后开始减量,每 2~4 周减量 1 次,一次减掉原剂量的 10% 或 5mg。当剂量低于每日 30mg 时,减量应更谨慎。维持量不低于每日 5mg。

(2)良性黏膜类天疱疮:当损害累及眼部或皮肤时,可选用。

(3)白塞病:分为短期疗法和长期疗法。口服:短期疗法适用于急性发病或较严重病例,起始量每日 30~50mg,1 周后减为每日 20~30mg,随后每隔3~4 日减少 5mg 至每日 5~10mg 的维持量或停药。长期疗法适用于复发迁延的顽固病例,起始量每日 30~40mg,病情控制后每 7 日减少 5~10mg 至维持量。

(4)复发性阿弗他溃疡:仅用于严重病例如重型阿弗他溃疡或溃疡发作此起彼伏,无间歇期者。口服:第 1 周,每日 20~30mg,第 2 周剂量减半。每日剂量应在早晨 7~8 时一次性服完。疗程一般不超过 4 周。

(5)口腔扁平苔藓:仅用于急性加重的大面积糜烂或糜烂迁延不愈病例,采用小剂量、短疗程方案。口服:每日 15~30mg,疗程 1~2 周。

(6)盘状红斑狼疮:常与羟氯喹合用,口服,每日 5~15mg。

（7）变态反应性口炎、光化性唇炎：口服，每日 15~30mg。

（8）血管性水肿：适用于症状较严重、伴有喉头水肿者。口服，每日 10~30mg，且同时皮下注射 0.1％肾上腺素 0.25~0.5mL，注意对有心血管系统疾病的患者慎用。

（9）多形红斑：口服，每日 25~45mg，待病情控制后逐渐减量。

（10）三叉神经带状疱疹：在早期可考虑使用小剂量短疗程的泼尼松，可降低宿主炎性反应，减少组织损伤，尤其对防止持久性脑神经麻痹和严重的眼部疾病有积极意义。应同时进行抗感染治疗，若有严重并发症或有相关禁忌证者不宜使用，以免感染扩散。

【制剂与规格】 片剂：每片 5mg。

三、免疫调节药

因免疫功能紊乱而引起的口腔黏膜病，常见为自身免疫性疾病及变态反应性疾病。依其作用方式不同，主要可分为免疫抑制药和免疫增强药。其中的免疫抑制药较少单独用于治疗口腔黏膜病，可与糖皮质激素联合使用，以达到减少糖皮质激素的用量，降低其毒副作用，提高机体对药物敏感性等目的。使用免疫抑制药应密切注意患者的耐受性和不良反应，必要时入院观察。

（一）羟氯喹（Hydroxychloroquine）

【适应证】 盘状红斑狼疮、口腔扁平苔藓、光化性唇炎、干燥综合征等。

【注意事项】

（1）长期大剂量服用可能会造成不可逆的视网膜损害。当决定长期使用本品时，应开始（基线）并定期（每 3 个月）进行眼部检查（包括视觉灵敏度、裂隙灯检查、眼底镜以及视野检查）。

（2）长期使用本品的患者均应定期接受询问并检查，包括膝反射和踝反射，以检查是否有肌无力的证据，如发生肌无力应停药。

（3）本品可能引起皮疹，对于既往发生药疹的患者应给予适当观察。

（4）正在服用可能引起眼或皮肤不良反应药物的患者应谨慎使用本品。

（5）肝脏或肾脏疾病患者，或正在服用已知可影响这些器官药物的患者以及患有严重胃肠病、神经和血液异常的患者也应谨慎使用本品。

（6）有可能出现贫血、再生障碍性贫血、粒细胞缺乏症、白细胞减少症和血小板减少症，建议进行定期血细胞计数，如出现异常应停用。

【禁忌证】 ①存在因任何 4- 氨基喹啉成分导致的视网膜或视野改变的患者；②已知对 4- 氨基喹啉类化合物过敏的患者；③儿童患者。

【不良反应】

（1）可出现角膜浑浊、视网膜损伤、视力障碍、畏光等。

（2）可出现脱发、头痛、眩晕、耳鸣、各型皮疹、白细胞减少、血小板减少、恶心、胃肠不适等。

（3）较罕见的有精神病发作、烦躁不安、个性改变和惊厥。

（4）本品为氧化剂，若葡萄糖 -6- 磷酸脱氢酶缺乏的患者服用后可引起溶血反应。

（5）有引起急性泛发型发疹性脓血疱的报道。

【用法和用量】 饭后服，每次 100~200mg，每日 2 次，2~4 周为一个疗程或视病情轻重而定。对系统性红斑狼疮，用糖皮质激素治疗，待症状缓解后，可加服羟氯喹。

【制剂与规格】 片剂：每片 100mg；200mg。

（二）沙利度胺（Thalidomide）

【适应证】 ①复发频繁、严重的复发性阿弗他溃疡；②白塞病；③口腔扁平苔藓；④天疱疮、副肿瘤性天疱疮。

【注意事项】

（1）育龄期妇女在沙利度胺治疗前至少 4 周、治疗期间和停药后 4 周内应采取有效的避孕措施，避免怀孕。

（2）怀孕期间不能服用。

（3）男性患者在沙利度胺治疗期间和停药后 4 周内，在与有生育能力的女性，包括既往有不孕不育史的患者发生任何性接触时，即使已经做了输精管切除术，也必须使用避孕套。

（4）如果妇女治疗期间怀孕或男性患者治疗期间伴侣怀孕，必须立即停止使用沙利度胺，并咨询医生，对胎儿进行相应的处理。

（5）服用本品可能会引起外周神经病变，早期有手足麻木、麻刺感或灼烧样痛感。

（6）患者在服用本品期间以及停药后 4 周内不可以献血、哺乳，男性不可以献精。

【禁忌证】 ①孕妇、哺乳期妇女、儿童；②对本品有过敏反应的患者；③本品可导致倦怠和嗜睡，从事危险工作者，如驾驶员、机器操纵者等。

【不良反应】 本品对胎儿有严重的致畸性，常见的不良反应有口鼻黏膜干燥、倦怠、嗜睡、眩晕、皮疹、便秘、恶心、腹痛、面部浮肿，可能会引起多发性神经炎、过敏反应等。

【用法和用量】 口服。一次 25~50mg，每日 100~200mg。

【制剂与规格】 片剂：每片 25mg；50mg。胶囊剂：每粒 25mg。

四、维生素

维生素是机体维持正常新陈代谢和生理功能所必需的营养要素之一，有些口腔黏膜病与维生素缺乏存在一定关系，因此，该类药物既可单独作为治疗药物，又可作为常规辅助药物。

（一）维生素 A（Vitamin A）

【适应证】 用于口腔黏膜斑纹类疾病（如口腔白斑病、口腔扁平苔藓、口腔白色角化症）及口腔念珠菌病的辅助治疗。

【注意事项】 ①长期大剂量应用可引起维生素 A 过多症，甚至发生急性或慢性中毒，以 6 个月至 3 岁婴儿发生率最高；②婴幼儿对维生素 A 敏感，应谨慎使用；③老年人长期服用维生素 A 可能因视黄基醛清除延迟而致维生素 A 过量；④长期大剂量应用可引起牙龈出血、唇干裂。

【禁忌证】 慢性肾功能衰竭时慎用。

【不良反应】 推荐剂量未见不良反应。但摄入过量维生素 A 可致严重中毒，甚至死亡。

【用法和用量】 口服，成人，一次 2.5 万 U，每日 3 次；儿童，每日 2.5 万 U。

【制剂与规格】 胶丸剂：每丸 5 000U/ 粒；2.5 万 U。

（二）维生素 B₁（Vitamin B₁）

【适应证】　用于灼口综合征、舌部疾病、口干症、放射性口炎等的辅助治疗。

【注意事项】　①不可超量服用;②如服用过量或出现严重不良反应时,应立即就医;③过敏体质者慎用。

【禁忌证】　对本品过敏者。

【不良反应】　推荐剂量的维生素 B₁ 几乎无毒性,过量使用可出现头痛、疲倦、烦躁、食欲缺乏、腹泻、浮肿。

【用法和用量】　口服。成人,一次 10mg,每日 3 次。

【制剂与规格】　片剂:每片 10mg。

（三）维生素 B₂（Vitamin B₂）

【适应证】　①营养不良性口炎(包括口角炎和舌炎);②灼口综合征;③复发性阿弗他溃疡、地图舌、沟纹舌等。

【注意事项】　①宜饭后服用;②不可超量服用;③过敏体质者慎用。

【禁忌证】　对本品过敏者。

【不良反应】　在正常肾功能状态下几乎不产生毒性,服用后尿呈黄色,但不影响继续用药。

【用法和用量】　口服,成人,一次 5~10mg,每日 3 次。

【制剂与规格】　片剂:每片 5mg;10mg。

（四）维生素 B₁₂（Vitamin B₁₂）

【适应证】　①三叉神经带状疱疹;②营养不良性口炎及舌部疾病;③灼口综合征。

【注意事项】

①维生素 B₁₂ 可致变态反应,甚至过敏性休克,不宜滥用;②有条件时,用药过程中应监测血中维生素 B₁₂ 浓度;③痛风患者使用本品可能发生高尿酸血症。

【禁忌证】　①对本品过敏者;②恶性肿瘤患者;③Leber 遗传性视神经病及烟草中毒性弱视患者。

【不良反应】　①肌注偶可引起皮疹、瘙痒、腹泻及过敏性哮喘,但发生率低,极个别有过敏性休克;②可引起低钾血症及高尿酸血症。

【用法和用量】

① 三叉神经带状疱疹:肌内注射,一次 0.15mg,每日 1 次或口服,一次 0.5mg,每日 3 次,可防止或缓解神经痛。

② 营养不良性口炎及舌部疾病:维生素 B_{12} 可作为辅助治疗药物,肌内注射,一次 0.25~0.5mg,隔日 1 次,10 次为一个疗程;或口服,一次 0.5mg,每日 3 次。与等量维生素 B_1 和 2% 利多卡因混合,行双侧舌神经封闭,隔日 1 次,5 次为一个疗程。

③ 灼口综合征:对于舌灼痛明显的病例,可行双侧舌神经封闭,用法同营养不良性口炎及舌部疾病。

【制剂与规格】

注射剂:每支 0.05mg(1mL);0.1mg(1mL);0.25mg(1mL);0.5mg(1mL); 1mg(1mL)。片剂:每片 0.025mg;0.05mg。

(五) 维生素 C(Vitamin C)

【适应证】 用于口腔黏膜溃疡类疾病(如复发性阿弗他溃疡、白塞病)、口腔黏膜感染性疾病(如单纯疱疹、口腔念珠菌病)、口腔黏膜变态反应性疾病(如药物过敏性口炎)、唇舌部疾病(如光化性唇炎、地图舌、沟纹舌)的辅助治疗。

【注意事项】 ①不宜长期过量服用,突然停药有可能出现坏血病症状。②可通过胎盘并分泌入乳汁。孕妇服用过量时,可诱发新生儿产生坏血病。③过敏体质者慎用。

【禁忌证】 对本品过敏者。

【不良反应】 ①长期服用大量维生素 C 偶可引起尿酸盐、半胱氨酸盐或草酸盐结石;②大量服用(每日用量 1g 以上)可引起腹泻、皮肤红而亮、头痛、尿频、恶心呕吐、胃痉挛。

【用法和用量】 口服,一次 100mg,每日 3 次。

【制剂与规格】 片剂:每片 25mg;50mg;100mg。

五、中成药

中医对口腔黏膜病具有独特的见解,对口腔黏膜病进行中西医结合治疗是我国口腔黏膜病学的一大特色。依据中医理论,辨认、分析各种口腔黏膜病的证候,针对证候确定具体治法,依据治法选定适宜的中成药。

（一）口炎清颗粒（Kouyanqing Keli）

【适应证】 滋阴清热,解毒消肿。用于治疗阴虚火旺所致的口腔炎症。

【注意事项】 ①忌烟、酒及辛辣、油腻食物;②糖尿病患者及高血压、心脏病、肝病、肾病等慢性病严重者应在医师指导下服用;③儿童、孕妇、哺乳期妇女、年老体弱、脾虚便溏者应在医师指导下服用。

【禁忌证】 对本品过敏者。

【不良反应】 尚不明确。

【用法和用量】 口服。一次 2 袋,每日 1~2 次。

【制剂与规格】 每袋装 3g(无蔗糖);10g。

（二）口炎颗粒（Kouyan Keli）

【适应证】 清热解毒。用于治疗胃火上炎所致的口舌生疮、牙龈肿痛。

【注意事项】 ①忌烟、酒及辛辣、油腻食物;②不宜在服药期间同时服用温补性中药;③孕妇、脾虚大便溏者、过敏体质者慎用;④儿童及年老体弱者应在医师指导下服用;⑤服药 3 天症状无缓解,应去医院就诊。

【禁忌证】 对本品过敏者。

【不良反应】 尚不明确。

【用法和用量】 口服。一次 3~6g,每日 3 次。

【制剂与规格】 每袋装 3g。

（三）口腔炎喷雾剂（Kouqiangyan Penwuji）

【适应证】 清热解毒,消炎止痛。用于治疗口腔炎、口腔溃疡、咽喉炎等,对小儿口腔炎症有特效。

【注意事项】 尚不明确。

【禁忌证】 尚不明确。

【不良反应】 尚不明确。

【用法和用量】 口腔喷雾用。一次向口腔挤喷药液适量,每日 3~4 次,小儿酌减。

【制剂与规格】 ①每瓶装 10mL;②每瓶装 20mL。

第二节

局部用药

口腔黏膜病局部用药具有给药方便,用药量小,局部药物浓度高,能降低全身用药所致药物不良反应的优点,在口腔黏膜病治疗中发挥着重要的作用。

一、含漱剂、涂剂

含漱剂通常为消毒防腐类药物溶解于适宜溶剂中制成的供口腔含漱的液体制剂,具有清洁口腔、消毒防腐作用,在口腔软组织感染的预防和治疗中应用广泛。涂剂多为消毒防腐类药物的甘油、乙醇溶液,供口腔黏膜涂抹治疗用。

(一)氯己定(Chlorhexidine)

【适应证】 牙龈炎、冠周炎、口腔黏膜炎等所致的牙龈出血、牙周肿痛及溢脓性口臭、口腔溃疡等的辅助治疗用药。

【注意事项】 ①连续使用不宜超过 3 个疗程;②含漱时至少在口腔内停留 2~5 分钟。

【禁忌证】 对本品过敏者。

【不良反应】 ①偶见过敏反应或口腔黏膜浅表脱屑。②长期使用能使口腔黏膜表面与牙齿着色、舌苔发黄、味觉改变,停药后可恢复。义齿因表面粗糙可发生永久性着色。

【用法与用量】 ①含漱:一次 10~15mL,早、晚刷牙后含漱 2~5 分钟,5~10 日为 1 个疗程。②湿敷:将浸有本品的消毒纱布覆盖于局部损害处数分钟,每日 2~3 次。

【制剂与规格】 氯己定溶液:0.02%~0.2%。复方氯己定含漱液:每 500mL 含葡萄糖酸氯己定 0.6g、甲硝唑 0.1g。

(二)乳酸依沙吖啶溶液(Ethacridine Lactate Solution)

【适应证】 ①糜烂、水肿、充血等范围较大、渗出较多的口腔黏膜溃疡。

②各种唇炎、扁平苔藓、盘状红斑狼疮、渗出性多形红斑、药物过敏等唇部有厚痂糜烂病损需要湿敷者。

【注意事项】　①用于湿敷的医用纱布或棉球应剪成病损大小。湿敷过程中,纱布、棉球要保持药液饱和状态。湿敷后若病损结痂未变软,则应继续湿敷,直至结痂变软。②药液遇光后色泽加深,不可再用。

【用法与用量】　①含漱:一次 10mL,每日 3 次,饭后口腔鼓漱 1~3 分钟。②湿敷:唇部有厚痂糜烂需要湿敷者,用医用纱布或棉球蘸药液至饱和状态覆盖于病损处,一次 20~30 分钟,每日 1~3 次。如湿敷用纱布或棉球所蘸药液因蒸发而干燥,则须更换新蘸药纱布或棉球。

【制剂与规格】　溶液:0.1%。

（三）碳酸氢钠（Sodium Bicarbonate）

【适应证】　①口腔念珠菌病。②辅助治疗久治难愈的口腔黏膜病损,如天疱疮、糜烂性口腔扁平苔藓等。③预防由放射治疗、化学治疗、长期使用抗生素、糖皮质激素等引起的口腔黏膜损害。与氯己定溶液交替使用,效果更佳。④用于唾液黏稠的黏膜溃疡、糖尿病患者以预防真菌感染。

【注意事项】　使用本品含漱时,不能因味涩而再用清水含漱。

【禁忌证】　对本品过敏者。

【用法与用量】　本品无市售溶液,将片剂加凉开水配成溶液使用。①含漱:成人,2%~4%溶液,一次 10~15mL,每日 3~4 次。②婴儿:用 2%溶液擦洗口腔,每日 3~4 次。③婴幼儿:哺乳前后用 2% 溶液洗涤口腔,用 4% 溶液洗涤产妇乳头,再用清水洗净。还可用于浸泡奶瓶等哺乳用具。④4% 溶液用于浸泡义齿。

【制剂与规格】　片剂:每片 0.5g。

（四）聚维酮碘溶液（Povidone Iodine Solution）

【适应证】　口腔黏膜创伤、溃疡;细菌、真菌、病毒所致的口腔黏膜病。

【注意事项】　①涂布部位如有灼烧感、瘙痒、红肿等情况,应停止用药,并将局部药物洗净;②如误服中毒,应立即用淀粉糊或米汤洗胃,并送医院救治。

【禁忌证】　对碘过敏者。

【不良反应】　偶见过敏反应和皮炎。

【用法与用量】 ①用于治疗时,可用棉签蘸原液直接涂布于患处,每日1~2次。②含漱消毒,可将药液用凉开水稀释1~2倍,一次5~10mL,每日2~3次,每次含漱1分钟后吐出,半小时内不饮水和进食。③用于活动义齿夜间浸泡清洁时,可将原液稀释10倍。

【制剂与规格】 溶液:1%。

(五) 西吡氯铵(Cetylpyridinium Chloride)

【适应证】 ①用于口腔白色念珠菌感染,减少或抑制牙菌斑形成;②用于口腔日常护理及清洁口腔。

【注意事项】 ①过敏体质者慎用;②含漱液含漱后吐出,不得咽下;③含片应逐渐含化,勿嚼碎口服,6岁以下儿童不宜使用。

【禁忌证】 对本品过敏者。

【不良反应】 ①可能出现皮疹等过敏反应;②口腔、喉部偶可出现刺激感等症状。

【用法与用量】 ①含漱:刷牙前后或需要使用时,一次15mL,强力含漱1分钟,每日至少使用2次。②含化:一次1片,每日3~4次。

【制剂与规格】 含漱液:0.1%;片剂:每片2mg。

(六) 复方硼砂含漱液(Compound Borax Solution)

【适应证】 用于口腔炎、咽炎等口腔消毒防腐。

【注意事项】 ①过敏体质者慎用。②含漱后应吐出,不可咽下。③小儿、老年人、孕妇及哺乳期妇女慎用。④本品误服后可引起局部组织腐蚀,吸收后可发生急性中毒,早期症状为呕吐、腹泻、皮疹以及中枢神经系统先兴奋后抑制等症状。一旦发生应立即就医。⑤使用时应避免接触眼睛。

【禁忌证】 新生儿、婴儿;对本品过敏者。

【不良反应】 外用一般毒性不大,用于大面积损伤,其中的硼砂吸收后可发生急性中毒,早期症状为呕吐、腹泻、皮疹、中枢神经系统先兴奋后抑制。硼砂排泄缓慢,反复应用可产生蓄积,导致慢性中毒,表现为厌食、乏力、精神错乱、皮炎、秃发和月经紊乱。

【用法与用量】 含漱:一次约10mL,加5倍量的温开水稀释后含漱,一次含漱5分钟后吐出,每日3~4次。

【**制剂与规格**】 含漱液：每 100mL 含硼砂 1.5g、碳酸氢钠 1.5g、液化酚 0.3mL、甘油 0.3mL。

二、软膏剂、乳膏剂、凝胶剂

口腔治疗用软膏剂、乳膏剂和凝胶剂通常是将具有免疫调节、抗炎、抗菌、抗病毒、消毒防腐、局部麻醉等作用的原料药物制成半固体外用制剂，涂布于口腔黏膜患处，发挥相应治疗作用。

（一）他克莫司（Tacrolimus）

【**适应证**】 口腔扁平苔藓、盘状红斑狼疮、慢性唇炎、口腔白斑等。

【**禁忌证**】 ①对他克莫司或制剂中任何其他成份有过敏史者；②免疫受损的成人和儿童；③2 岁以下儿童。

【**注意事项**】 不能长期连续应用。

【**用法与用量**】 患处涂上一薄层本品，轻轻擦匀，并完全覆盖，一天 2 次。

【**制剂与规格**】 软膏剂：3mg（10g）；10mg（10g）。

（二）曲安奈德（Triamcinolone）

【**适应证**】 用于口腔黏膜的急、慢性炎症，包括复发性阿弗他溃疡、糜烂型口腔扁平苔藓、口腔创伤性病损，如义齿造成的创伤性溃疡、剥脱性龈炎和口腔炎。

【**注意事项**】 ①接受本品治疗时，口腔的正常防御反应受到抑制，口腔微生物的毒株会繁殖，且不出现通常的口腔感染征兆。用药 7 天后，如果病损没有显著修复、愈合时，建议进一步检查。②由于体表面积较大，儿童患者可能比成人患者表现出更强烈的局部不良作用。儿童使用本品应减少到可以达到有效治疗的最小给药使用面积。

【**禁忌证**】 ①口腔、咽部的真菌和细菌感染性疾病禁用。②由病毒引起的口腔疱疹，如唇疱疹、疱疹性龈口炎、疱疹性咽峡炎等禁用。

【**不良反应**】 ①对本品不耐受者非常少见，短期外用无明显不良反应；②长期局部使用可能出现短暂灼烧感或刺痛感的不良反应，个别患者可能出现口腔真菌感染。

【用法与用量】 挤出少量药膏(大约 1cm),轻轻涂抹在病损表面使之形成薄膜,不要反复揉擦。最好在睡前使用,这样可以使药物与患处整夜接触。如果症状严重,每日须涂 2~3 次,以餐后为宜。

【制剂与规格】 软膏剂:2mg(2g);5mg(5g)。

(三) 阿昔洛韦乳膏(Aciclovir Cream)

【适应证】 用于单纯疱疹或带状疱疹感染。

【注意事项】 ①过敏体质者、孕妇、哺乳期妇女慎用。②本品仅用于皮肤黏膜,不能用于眼部。③涂药时应戴指套或手套。④连续使用 7 日,症状未缓解,请咨询医师。⑤用药部位如有灼烧感、瘙痒、红肿等情况应停药,并将局部药物洗净,必要时向医师咨询。

【禁忌证】 对本品过敏者。

【不良反应】 可见轻度疼痛、灼痛、刺痛、瘙痒及皮疹等。

【用法与用量】 外用:涂于患处。成人与小儿均为白天每 2 小时 1 次,每日 6 次,共 7 日。

【制剂与规格】 乳膏剂:3%。

(四) 复方甘菊利多卡因凝胶(Compound Chamomile and Lidocaine Hydrochloride Gel)

【适应证】 ①用于治疗牙龈、唇及口腔黏膜的炎症性疼痛;②缓解乳牙和智齿萌出过程中所出现的局部症状及由于使用正畸矫治器所致的局部症状等;③作为配戴义齿后出现的疼痛不适及刺激性和 / 或过敏性反应的辅助性治疗。

【注意事项】 将本品置于儿童不可触及处。

【禁忌证】 对本品中各种成分过敏者。

【不良反应】 利多卡因可触发迟发变态反应和速发变态反应,可与其他酰胺类药物发生交叉变态反应。频繁地局部使用利多卡因,特别是用于黏膜,可触发变态反应。

【用法与用量】 ①牙龈或口腔黏膜炎症性疼痛:每次涂约 0.5cm 凝胶于疼痛或发生炎症的牙龈区,稍加按摩,每日 3 次;②治疗与使用义齿有关的症状或病损:可用约豌豆大小的凝胶涂抹患处。

【制剂与规格】 凝胶剂:每克含盐酸利多卡因 20mg、麝香草酚 1mg、洋甘菊花酊 200mg。

三、口含片

口含片通常是将起局部消炎、杀菌、收敛、止痛或局部麻醉作用的原料药物与适宜的辅料制成的片状固体制剂,药物在口腔中缓慢溶化产生局部作用,作用时间较长。

(一)西地碘(Cydiodine)

【适应证】 用于慢性咽喉炎、口腔黏膜溃疡、慢性牙龈炎、牙周炎。

【注意事项】 ①孕妇及哺乳期妇女慎用;②甲状腺疾病患者慎用;③儿童需在医师指导下使用;④连续使用 5 日症状未见缓解应停药就医;⑤如服用过量或出现严重不良反应,应立即就医。

【禁忌证】 对本品过敏者或对其他碘制剂过敏者。

【不良反应】 ①偶见皮疹、皮肤瘙痒等过敏反应;②长期含服可导致舌苔染色,停药后可消失。

【用法与用量】 含服:一次 1 片,每日 3~4 次。

【制剂与规格】 片剂:每片 1.5mg(以碘计)。

(二)地喹氯铵(Dequalinium Chloride)

【适应证】 用于急、慢性咽喉炎,口腔黏膜溃疡,牙龈炎。

【注意事项】 ①过敏体质者慎用;②本品应逐渐含化,勿嚼碎口服;③如服用过量或出现严重不良反应,应立即就医。

【禁忌证】 对本品过敏者。

【不良反应】 ①罕见皮疹等过敏反应;②偶见恶心、胃部不适。

【用法与用量】 含服:一次 1~2 片,每 2~3 小时 1 次,必要时可重复用药。

【制剂与规格】 片剂:每片 0.25mg。

(三)制霉菌素(Nystatin)

【适应证】 用于口腔黏膜念珠菌病,如鹅口疮(雪口病)、义齿性口炎、正中菱形舌炎、念珠菌性口角炎、念珠菌性唇炎和增殖型念珠菌感染等。

【注意事项】　①对全身真菌感染无治疗作用;②孕妇及哺乳期妇女慎用。

【禁忌证】　对本品过敏者。

【不良反应】　有特殊味道,可能引起患者不适,出现恶心等消化道症状。

【用法与用量】　含服:一次 1~2 片,每日 3 次。

【制剂与规格】　片剂:每片 50 万 U。

（四）溶菌酶（Lysozyme）

【适应证】　用于急慢性咽喉炎、口腔黏膜溃疡及咳痰困难。

【注意事项】　将本品放在儿童不能接触的地方,儿童必须在成人监护下使用。

【禁忌证】　对本品过敏者;本品性状发生改变时。

【不良反应】　偶见过敏反应、皮疹等。

【用法与用量】　含服:一次 1 片,每日 4~6 次。

【制剂与规格】　片剂:每片 20mg(12.5 万 U)

四、膜剂

膜剂的特点是经唾液浸泡后能成为凝胶,较牢固地黏附于口腔黏膜表面,膜剂内的药物缓慢释放出来,较长时间作用于病损局部。

复方庆大霉素膜（Compound Gentamycin Pellicles）

【适应证】　适用于治疗复发性口疮、创伤性口腔溃疡。

【注意事项】　①过敏体质者、运动员慎用;②药膜敷贴后,舌尖或口腔黏膜有轻微麻木感觉是药物正常作用,作用过后即消失。

【禁忌证】　对本品过敏者。

【不良反应】　尚未见有关不良反应报道。

【用法与用量】　外用:取略大于溃疡面药膜贴于患处,每日 3~4 次。

【制剂与规格】　膜剂:每片 10cm^2,含硫酸庆大霉素 500U、盐酸丁卡因 2mg、醋酸地塞米松 60μg。

（郑利光　李 多）